W0414226

innenwelt verlag

FSC
www.fsc.org
MIX
Papier aus verantwortungsvollen Quellen
FSC® C083411

Titel der englischen Ausgabe: Tantric Sex for Man, Destiny Books

9. Auflage 2016
Umschlaggestaltung: Silke Bunda Watermeier, www.watermeier.net
Übersetzung: Mohani Marin Cardenas
Sprachstimmen: Matthias Heinrich, Johanna Dorn, Ulrike Remlein

www.innenwelt-verlag.de

Druck: CPI books, Leck
Printed in Germany
ISBN 978-3-936360-40-0

DIANA & MICHAEL RICHARDSON

Zeit für Männlichkeit

Mehr Kompetenz in Sachen
Sex und Liebe
zwischen Mann und Frau

Mutter Erde gewidmet

Inhalt

„Selbst nach einem ganzen Leben voller sexueller Erfahrungen kommen wir nicht einmal in die Nähe jener höchsten Stufe, jenes göttlichen Zustands.
Warum?
Der Mensch erreicht ein reifes, hohes Alter, nähert sich dem Ende seines Lebens, doch ist er niemals frei von seiner sexuellen Begierde, von seiner Leidenschaft für den Geschlechtsverkehr. Warum?
Es liegt daran, dass er die Kunst des Sex, die Wissenschaft des Sex noch nie verstanden hat, dass man ihm nie etwas darüber gesagt hat. Er hat nie darüber nachgedacht. Er hat nie mit Erleuchteten darüber gesprochen."

Osho, Sex – Das missverstandene Geschenk

Danke

Wir möchten hier unsere Dankbarkeit und Wertschätzung gegenüber denjenigen zum Ausdruck bringen, die uns geschrieben und ihre persönlichen Erfahrungen mit uns geteilt haben. Wir danken ihnen besonders dafür, dass sie uns erlauben, ihre Worte hier weiterzugeben und damit andere ermutigen, ihr eigenes sexuelles Potenzial zu erforschen.

Unser Dank gilt auch Matthias Heinrich, Johanna Dorn und Ulrike Remlein, die mit viel Liebe und Engagement die Aufgabe des „Sprachstimmens" übernommen haben.

Wir betrachten es als besonderes Privileg und freuen uns sehr darüber, dass wir in dieses Buch Auszüge aus den inspirierenden tantrischen Lehren unseres Meisters Osho aufnehmen dürfen, dessen Worte hier in Form von Texten erscheinen, die er ursprünglich als spontane mündliche Vorträge öffentlich vor seinen Schülern und vor einem interessierten Publikum in Indien gehalten hat. Die Vorträge sind später in Buchform veröffentlicht worden.
Die Handvoll Zitate, die wir für dieses Buch ausgesucht haben, repräsentieren in keiner Weise die volle Bandbreite und die außergewöhnliche Vielfalt der spirituellen Einsichten, die Osho über das Menschsein hat. Wir sind uns beide der entscheidenden Bedeutung bewusst, die Osho in unserem Leben hat. Er hat unser Leben in einer Weise geprägt, wie wir es uns zu Beginn nie hätten vorstellen können. Für dieses große Geschenk gilt ihm unsere ewige Liebe und Dankbarkeit.

EINLEITUNG
von Michael Richardson

SEX IST NICHT DAS, WAS ER ZU SEIN SCHEINT. UNSERE VORURteile und Vorstellungen über Sex haben wir alle übernommen. Diese Vorstellungen sind meistens nicht wahr und wirken wie ein Filter oder wie eine Wand, die zwischen uns und der eigentlichen Kraft des Sex steht. Um herauszufinden, was Sex wirklich ist, müssen wir uns diesen Filter von Missverständnissen anschauen, um letztlich zu entdecken, dass Sex etwas ganz anderes ist als das, was wir normalerweise darüber denken.

Durch die Erforschung der Sexualität habe ich persönlich die eigentliche Aufgabe von Sex entdeckt: nämlich mehr Liebe in die Welt zu bringen. Jeder Einzelne kann zu einem Botschafter der Liebe werden, indem er oder sie mehr Liebe erschafft und sie in die Welt trägt.

Unsere Konditionierungen – also jene Erfahrungen und Vorstellungen aus der Vergangenheit –, schränken unser sexuelles Erleben sehr stark ein. Denn was will ein Mann, wenn er Liebe macht? Was ist der tiefste Grund? Es geht ihm nicht um die Ejakulation, es geht ihm darum, von der Frau geliebt zu werden. Die Frau ist die Quelle der Liebe, die Mutter der Liebe.

Als Mann habe ich die Möglichkeit, mich mit dieser Liebe zu verbinden – und mir geht es um diese Liebe. Wenn ich präsent bin, spüre ich diese Stille – selbst in der Bewegung. Und dann kann ich in diesen „Garten der Liebe“ hineingleiten und nichts ist befriedigender, als eine Frau zu erleben, die in Liebe erstrahlt und aufblüht.

Es gibt für mich eine Hoffnung für die Menschheit, und zwar nur diese eine Hoffnung: Dass die Männer einen Weg durch den „Filter ihrer konditionierten Sexualität“ hindurch finden und ihre wahre männlichen Autorität entdecken. Dann können sie mit ihren Frauen in Frieden zusammen sein und mit ihrem Körper, ihrem Herzen und ihrer Seele „Liebe machen".

„Solange Sex nur ein unbewusster, mechanischer Trieb in dir ist, ist etwas falsch daran. Wohlgemerkt: Nicht der Sex ist falsch, sondern das Mechanische daran ist falsch. Wenn du etwas Licht und Intelligenz in deine Sexualität bringen kannst, wird sie durch dieses Licht verwandelt. Es wird keine Sexualität mehr sein, sondern etwas ganz anderes, so anders, dass dir kein Wort dafür einfallen wird. Im Osten haben wir ein Wort dafür: Tantra. Im Westen gibt es kein Wort dafür. Wenn sich Sex mit Intelligenz paart, mit ihr vereinigt, entsteht eine vollkommen neue Energie – und diese Energie heißt Tantra."

Osho, Philosophia Perennis

Anmerkung der Autoren

ÜBER SEX SIND ZAHLREICHE BÜCHER GESCHRIEBEN WORDEN, die eine ganze Reihe von Techniken anbieten – allesamt im Rahmen eines Ansatzes, den man vielleicht am besten damit umschreiben kann, dass es dabei darum geht, sich zu „bemühen" oder etwas zu „tun". Der „entspannte" Ansatz oder das „Nicht-Tun" beim Sex wird dabei kaum erwähnt. Aus diesem Grund haben wir uns entschieden, ein Buch aus der Perspektive des Mannes zu schreiben. „Zeit für Männlichkeit" ist außerdem die Ergänzung zu unserem Buch „Zeit für Weiblichkeit" , das bereits vor einiger Zeit erschienen ist und von dem viele Männer sagen, es sei eigentlich ein Buch für Männer!

Dennoch ist es sinnvoll, den Sex noch einmal speziell aus dem Blickwinkel des Mannes zu erforschen. Der Ansatz des „Nicht-Tuns" ist keine Technik, sondern eine Chance sich selbst zu verändern, indem man die Art und Weise verändert, wie man seine Sexualität lebt. Dieser Ansatz orientiert sich daran, dass die sexuelle Vereinigung eine Meditation ist, bei der wir auf die Intelligenz unserer Geschlechtsorgane vertrauen und ihnen getrost die Führung überlassen können.

Einiges von dem, was wir in diesem Buch schreiben, steht bereits in unseren früheren Büchern. Es sind zum Teil die gleichen Themen – doch diesmal betrachten wir sie aus der männlichen Perspektive. Wir werden also manches wiederholen – das ist erforderlich, damit jedes in sich vollständig ist. Wir verweisen unsere Leser auf unser erstes Buch „Zeit für Liebe – Sex, Intimität und Ekstase in Beziehungen", das die „Schlüssel der Liebe", sowie zahlreiche ausführliche Hinweise enthält, die in diesem Buch nicht unbedingt noch einmal auftauchen. Es ist unsere Absicht, dem Leser ein vollkommen neues Bild von Sexualität zu präsentieren, das die Art und Weise, wie wir über Sex denken und uns daher auch sexuell ausdrücken, auf eine revolutionäre und evolutionäre Weise verwandeln wird. Wenn sich unser Denken bewusst wandelt, kann sich auch der Körper wandeln. Dann kann er sich entspannen und seiner inneren Weisheit folgen – so wie es ursprünglich von der Natur vorgesehen ist.

Unser gesammeltes Wissen basiert auf persönlichen Erfahrungen, die Tausende von Paaren bestätigt haben, die im Laufe der letzten zwanzig Jahre an unserem einwöchigen Seminar „Making Love" teilgenommen haben. Bei diesem Seminar ist man weder nackt, noch gibt es Partnertausch, und jedes teilnehmende Paar verpflichtet sich, für diese Woche voll zueinander zu stehen. Die Atmosphäre ist respektvoll, professionell und unterstützend für jeden Einzelnen. Manchmal erzählen wir den Paaren, wie glücklich wir uns schätzen, dass wir die schönste Arbeit der Welt haben. Dabei ist es eigentlich keine Arbeit, sondern reines Vergnügen! Das sagen wir, weil es unendliche Freude macht zu sehen, wie Paare aus einem Sumpf der Stagnation heraus „in die Liebe hineinwachsen" – und das direkt vor unseren Augen und in nur wenigen Tagen! Nicht nur *ein* Paar, sondern gleichzeitig fünfundzwanzig oder noch mehr Paare. Und es geschieht alles leicht, sanft, natürlich und praktisch ohne jede „Bemühung" unsererseits.

Mittlerweile wissen wir, dass es wahr ist: Wenn du die Art und Weise änderst, wie du Liebe machst, veränderst du dich. Und dein Leben wird von einer liebevollen, magischen und mystischen Kraft durchdrungen. Allerdings geschieht ein solcher Wandel nur durch die direkte Erfahrung. Nur zu denken, es könnte eine gute Idee sein, reicht nicht. Um an dieses „Insider-Wissen" heranzukommen, muss jeder die Erfahrung selbst machen. Der Wandel unserer sexuellen Grundenergie in eine höhere Schwingungsebene der Liebe, wie wir sie in diesem Buch beschreiben, erhöht die Qualität unserer Liebe sowie unser Bewusstsein auf der persönlichen, der sozialen und auf der kosmischen Ebene.

Frauen sind oft eher dazu bereit, ihre sexuellen Verhaltensweisen zu ändern als Männer. Wenn also deine Frau daran interessiert ist, sich mit dir auf diese Abenteuerreise ins Unbekannte einzulassen, dann überlasse ihr die Führung; lass dich von ihr zu neuen Horizonten führen. Probiere es aus – es gibt nichts zu verlieren. Im Gegenteil: Es ist sogar sehr wahrscheinlich, dass du mehr Liebe bekommst und mehr Einsichten gewinnst, als du dir vorstellen kannst.

Seitdem wir auf dem Gebiet der Sexualität arbeiten, haben sich natürlich einige Paare, die an unseren Seminaren teilgenommen haben, getrennt und sind ihre eigenen Wege gegangen. Unser Ansatz ist nicht „narrensicher", sondern vom Bewusstsein des Einzelnen, von seiner Neugier und seinem vitalen Interesse an einem Wandel abhängig. Zu unserem großen Erstaunen haben wir im Laufe der Jahre festgestellt, dass es viele Männer gibt, die – mit ihrer neuen Freundin an der Hand –, wieder zu unseren Seminaren kamen. Taten sagen ja bekanntlich mehr als Worte, und da diese Männer wiederkommen, haben wir den lebenden Beweis dafür, wie wertvoll es ist, die Art und Weise, wie man sich liebt, zu verändern. Wenn ein Mann das Glück hat erleben zu dürfen, wie seine männliche Potenz in die Frau hineinfließt und sie durchströmt und von ihr auch empfangen wird, dann wünscht er sich solche Erfahrungen auch für die Zukunft.

Obwohl der sexuelle Akt seit Jahrtausenden in eingefahrenen Bahnen abläuft, bedeutet das nicht, dass wir es immer weiter so machen müssen. Vielleicht ist nun auch in Bezug auf Sex ein neues Zeitalter angebrochen, in dem man nicht mehr mit der Kutsche reist. Die Menschen haben in unzähligen Bereichen unglaubliche Fortschritte gemacht, doch der Sex, der uns eigentlich am allernächsten sein sollte, ist ein weitgehend unerforschtes Gelände geblieben. Uns stehen so viele Möglichkeiten offen, wir haben die Gelegenheit uns selbst so zu erforschen und unsere Sexualität auf eine solche Weise zu leben, dass wir in der sexuellen Evolution des Menschen einen großen Schritt nach vorn machen können.

Diana & Michael Richardson,
im Sommer 2009

Oshos spirituelle Einsichten über Sex:

„In meinem Namen sind (bisher) etwa 400 Bücher erschienen. Unter diesen vierhundert Büchern gibt es nur ein Buch über Sex, und in diesem geht es auch nicht wirklich um Sex, sondern darum, wie Sex transzendiert werden kann, wie man sexuelle Energie in einen sublimierten Zustand bringen kann, denn sie ist ja unsere Grundenergie. Sie kann Leben hervorbringen... Nur dem Menschen ist es vorbehalten, das Wesen und die Qualität der sexuellen Energie zu verändern. Der Titel des Buches heißt „Vom Sex zum kosmischen Bewusstsein" – aber keiner verliert ein Wort über das kosmische Bewusstsein. Doch genau darum geht es in dem Buch, um das kosmische Bewusstsein. Sex ist nur der Anfang, wo alle stehen.

Es gibt Methoden, mit denen man beginnen kann, diese Energie zum Aufsteigen zu bringen, und im Osten hat sich dafür seit mindestens zehntausend Jahren eine spezielle Wissenschaft entwickelt: Tantra. Es gibt im Westen nichts, was einer solchen Wissenschaft entspricht. Seit zehntausend Jahren haben Menschen damit experimentiert, wie die sexuelle Energie spirituell werden kann, wie Sexualität zur Spiritualität werden kann. Dass es möglich ist, ist bewiesen; darüber gibt es keinen Zweifel. Tausende von Menschen haben diese Transformation erfahren. Tantra ist offenbar die Wissenschaft, welche früher oder später auf der ganzen Welt Anerkennung finden wird, denn die Menschen leiden unter allen möglichen Perversionen. Deshalb sprechen sie ständig über Sex – als ob darin meine ganze Arbeit bestünde, als würde ich vierundzwanzig Stunden am Tag nur über Sex reden. Das Problem ist ihre verdrängte Sexualität. Mein ganzes Bemühen geht dahin, dass deine Sexualität zu etwas Natürlichem wird, dass du sie akzeptierst, so dass nichts unterdrückt wird. Dann braucht man keine Pornografie mehr. Wenn nichts verdrängt wird, dann brauchst du vom Sex nicht mehr zu träumen. Dann kann die Energie transformiert werden.

Es gibt gute Methoden, mit denen dieselbe Energie, die neues Leben auf die Welt bringt, dir selbst ein neues Leben geben kann. Das war das ganze Thema des Buches. Doch keiner kümmerte sich um das Thema; keiner kümmerte sich darum, warum ich darüber gesprochen habe. Allein das Wörtchen „Sex" im Titel reichte schon aus.

Dabei ist das Buch nicht einmal für Sex, sondern es ist eigentlich das einzige Buch auf der ganzen Welt, das gegen Sex ist. Doch seltsamerweise... In dem Buch geht es darum, dass es einen Weg gibt, über Sex hinauszugehen. Du kannst Sex transzendieren – und das bedeutet „Vom Sex zum kosmischen Bewusstsein."

Ihr steht immer noch auf der Stufe des Sex, obwohl ihr die Stufe des kosmischen Bewusstseins erreichen sollt. Und der Weg dorthin ist ganz einfach: Sex sollte einfach zu einem Teil eures religiösen Lebens werden; er sollte euch heilig sein. Sex darf nichts Obszönes, nichts Pornografisches haben, er sollte nicht verurteilt und nicht unterdrückt, sondern voller Ehrfurcht gewürdigt werden, denn wir sind schließlich daraus geboren. Er ist doch die Quelle unseres Lebens. Und die Quelle des Lebens zu verurteilen bedeutet, alles zu verurteilen. Sex sollte zu immer höheren Stufen aufsteigen, bis zu seinem höchsten Gipfel. Und dieser höchste Gipfel ist Samadhi – das kosmische Bewusstsein.

Osho, Sex – Das missverstandene Geschenk

1. Die Bürde des Mannes: Der Druck, etwas zu beweisen und zu leisten

„Und über Sex macht man sich auch sehr große Sorgen. Genau diese Sorgen, diese Bemühung, etwas zu tun – das ist das Problem. Sex geschieht; er ist nicht etwas, das man tun muss. Was ihr also zu lernen habt, ist die östliche Einstellung gegenüber dem Sex, die Sichtweise von Tantra: Diese Sichtweise besteht einfach darin, liebevoll zu der anderen Person zu sein. Es ist nicht nötig, etwas zu planen, es ist nicht nötig, im Kopf etwas einzuüben. Es ist nicht nötig, irgendetwas Besonderes zu tun. Seid einfach liebevoll und zugänglich füreinander. Seid einfach spielerisch mit eurer gegenseitigen Energie. Und wenn ihr mit dem Liebesakt beginnt, braucht ihr ihn nicht zu etwas Großartigem zu machen. Sonst fängt der eine an, der anderen etwas vorzumachen – und umgekehrt. Der andere wird dir vormachen, was für ein toller Liebhaber er ist; und du tust so, als wärst auch du eine wunderbare Geliebte... Dabei sind beide unbefriedigt! Es ist nicht nötig, sich irgendwie in Pose zu werfen. Sex ist ein sehr stilles Gebet. Sich zu lieben ist eine Meditation. Es ist etwas Heiliges – das Allerheiligste! Wenn ihr also Liebe macht, geht ganz langsam vor – kostet es aus, atmet jeden Duft davon ein. Und seid ganz langsam – es gibt keinen Grund zur Eile. Sich zu eilen ist unnötig; es ist genügend Zeit da."

Osho, The Open Secret

SEX SPIELT EINE ZENTRALE UND WICHTIGE ROLLE IM LEBEN eines Mannes. Und das ist bereits seit seiner frühesten Kindheit so. Und er bleibt immer wichtig – gleichgültig, ob der Mann oft Sex hat, selten Sex hat oder überhaupt keinen Sex hat. Die meisten Männer geben bei einer Befragung offen zu, dass sie gerne öfter Sex hätten.

Sex ist lebenswichtig für uns. Doch gibt es einige wesentliche Gesichtspunkte des Sexualakts, die uns verborgen bleiben. Sie kommen nie ans Tageslicht, sie werden nie überprüft oder in Frage gestellt. Man braucht jedoch nur ein bisschen an der Oberfläche zu kratzen, und erstaunlich bald beginnen Männer von ihren Gefühle zu reden.

In unseren Seminaren erzählen uns Männer immer wieder, dass sie Sex auch als „Last", als eine Form von Stress empfinden. Zuweilen spüren sie das nur unterschwellig, manchmal auch sehr deutlich. Der mit Sex verbundene „Druck" kann zu einer Quelle der Angst werden, die ein Gefühl von Unsicherheit und mangelndem Selbstbewusstsein entstehen lässt.

Wenn ein Mann zum ersten Mal mit einer Frau Sex hat, steht er unter dem starken Druck, ein guter Liebhaber sein zu müssen. Er muss viele Erwartungen erfüllen. Und er will der „beste" Liebhaber sein, den genau diese Frau jemals hatte. Er steht unter dem Druck, etwas zu beweisen; und es steht für ihn viel auf dem Spiel. Zunächst einmal muss eine Erektion da sein. Dafür gibt es selbst in der „günstigsten" Situation keine Garantie – das wissen die meisten Männer. Wenn die Erektion da ist, muss er sie so lange wie möglich aufrecht erhalten. Und das bedeutet meistens, dass er einen hohen Grad an Stimulation und Erregung dazu braucht. Gleichzeitig schickt er ein Stoßgebet zum Himmel, dass die Ejakulation nicht zu schnell kommt – zumindest nicht, bevor die Frau ihren Orgasmus hat. Und wenn alles gut geht, dann ist es ihm vielleicht sogar möglich, gleichzeitig mit ihr zum Orgasmus zu kommen.

Dabei gibt es so viele Variablen, dass er sich leicht „verheddern“ kann. Vor allem ist er damit beschäftigt, die Situation zu kontrollieren und zu inszenieren, um ein optimales Ergebnis zu erzielen. Meist sind dem Mann zu Beginn einer Liebesaffäre der Stress und die Leistungsängste, unter denen er steht, sehr bewusst. Er ist ganz deutlich mit ihnen konfrontiert. Doch hoffentlich merkt die Frau nichts davon!

Wenn sich jedoch daraus eine Beziehung entwickelt und diese auf die Alltags-Ebene kommt, werden seine Leistungs-Ängste vorübergehend unter einer bequemeren sexuellen Routine begraben. Auch wenn ein Mann dann seine Unsicherheit beim Sex nicht mehr bewusst wahrnimmt, schleppt er diese emotionale Spannung dennoch an jedem Tag seines Lebens mit sich herum.

Eine Frau kann einen Mann in vielen Dingen kritisieren: Er ist ein miserabler Koch, er ist ein schlechter Fahrer, er hat keinen Erfolg bei der Arbeit oder er ist ein jämmerlicher Vater. Diese Kritik anzunehmen ist nicht einfach, aber er kann meist einigermassen damit umgehen. Wenn eine Frau es wagen sollte, sein sexuelles Verhalten zu kritisieren, wenn sie seine Leistung auf diesem Gebiet in Frage stellt, treffen ihn ihre Worte bis ins Mark. Sie treffen ihn an seiner empfindlichsten Stelle. Es ist der wahrscheinlich härteste Schlag für das „männliche“ Ego. Wenn ein Mann als Liebhaber nicht anerkannt und geschätzt wird, ist das für ihn sehr schwer zu verkraften.

Entspannung statt Leistung

Große Teile unserer Persönlichkeit, unserer Identität und Selbstwahrnehmung sind aufs Engste mit dem Sex verknüpft – und damit, wie wir uns selbst beim Sex sehen. Das kann uns bewusst sein – oder auch nicht. Sex dient außerdem dazu, uns in unserer

Kraft und Potenz zu bestätigen. Und deshalb ist Sex auch mit einem großen Leistungsdruck verbunden. Denn wir versuchen damit, unseren wahren Wert zu beweisen. Auch das kann uns bewusst sein – oder auch nicht. Doch selbst wenn es uns bewusst ist, ist das noch kein Gewinn.

In den folgenden Kapiteln beschreiben wir deshalb eine neue Art und Weise, ganz entspannten Sex zu haben. Männer, die beginnen mit dieser Art von Sex zu experimentieren, berichten uns vor allem eines: Es ist so unglaublich erleichternd, wenn der Stress aus dem Sex verschwindet.

Das ganze großartige Getue beim Sex haben wir immer als selbstverständlich angesehen und angenommen. Wir haben es nie in Frage gestellt. Und jetzt können wir es einfach weglassen. Wir brauchen es nicht mehr.

Um sich beim Sex zu entspannen, braucht ein Mann zu allererst die Ermutigung: „Löse dich von der Vorstellung, dass du als Mann grundsätzlich zu hundert Prozent dafür verantwortlich bist, wie es läuft." Bisher musste er die ganze „Beweislast" tragen. Er hatte die alleinige Verantwortung dafür, ob der Sex sehr gut, gut oder überhaupt nicht gut war. Das bewirkte meist eine ziemlich große Anstrengung beim Mann. Jetzt kann er entdecken, wie es sich anfühlt, beim Sex einfach zu „sein". Er kann die Fähigkeit entwickeln, ganz präsent im Hier und Jetzt zu sein. Er kann eine Sexualität entdecken, die entspannend ist – sie hat nichts mit Leistung und Anstrengung zu tun.

Zielorientierter Sex bewirkt innere Abwesenheit

Um eine entspannte Sexualität zu erleben, brauchen wir einen Wandel in der Art und Weise, wie wir Sex sehen und begreifen. Wir achten beim Sex bewusst darauf zu „sein" anstatt etwas zu „tun". Der erste Schritt, um den Leistungsdruck – das „Tun" – aus dem Sex herauszunehmen, besteht darin, beim Sex kein Ziel zu haben.

Das Ziel beim Sex ist für die meisten Menschen der Orgasmus. Sie wollen normalerweise vor allem deshalb Sex, weil sie einen Orgasmus erleben wollen. Wenn sie dann Sex haben, beginnen sie den Akt mit diesem Ziel. Sie richten fast ihre ganze Anstrengung darauf, dieses Hauptziel zu erreichen. Es ist ein Höhepunkt. Ein Punkt erhöhter, intensiver Lust, der ein paar kurze Sekunden dauert. Doch genau dieses Ziel, einen Orgasmus zu haben, bewirkt auch den Druck.

Es gibt noch einige bedeutsame „Nebenwirkungen", wenn wir den Orgasmus zum Hauptziel des sexuellen Akts machen. Es ist hilfreich, zu erkennen, dass wir schon allein bei dem Versuch, die Sache „zum Ende zu bringen", uns selbst zwangsläufig ein ganzes Stück voraus sind. Wenn wir genau hinschauen, merken wir, dass unsere Aufmerksamkeit schon mehr auf die nächste Penetration gerichtet ist als auf diejenige, welche genau in diesem Moment stattfindet. Dies gilt für Männer ebenso wie für Frauen. Wir interessieren uns im Allgemeinen mehr für das, was als Nächstes kommt.

Und wir interessieren uns kaum für das, was jetzt gerade geschieht. Die nächste Penetration ist viel verlockender, weil sie uns dem „Großen Finale" einen Schritt näher bringt. Unbewusst richten wir unseren Fokus mehr auf die Zukunft. Wir sind also buchstäblich im anwesenden Moment abwesend. Wir folgen unserem Verstand, der bestimmte – ererbte und erlernte – Vorstellungen darüber hat, wie Sex sein sollte. Und wir richten wenig oder keine Aufmerksamkeit darauf, uns auf die Weisheit unseres Körpers zu besinnen und ihr zu trauen.

Männer sagen oft, dass sie häufiger Sex haben wollen. Aber wie soll das gehen? Viele haben das Vertrauen verloren, dass sie an eine Frau überhaupt herankommen. Und sie haben wenig Ahnung davon, was eine Frau braucht, damit sie gerne Sex hat.

Bei den Paaren, die an unseren Gruppen teilnehmen, beginnen sich solche uralten Probleme innerhalb kürzester Zeit aufzulösen. Meistens können wir innerhalb von zwei bis fünf Tagen bei den Einzelnen und zwischen den Paaren ermutigende Anzeichen von Entspannung wahrnehmen. Das geschieht einfach durch bewusstes Erleben von Sex ohne jede Zielorientierung, so wie wir es anregen.

Es ist für uns eine Ehre, dass wir immer wieder zu Zeugen dieses Wunders werden dürfen. Es ist wie der Schritt aus der Dunkelheit ins Licht. Es ist der Schritt von der Angst zur Liebe, den wir bei den Paaren während unserer Seminare beobachten. Und dieser Schritt ist so einfach!

Das ist die erstaunliche und beruhigende Neuigkeit. Hindernisse und Probleme, mit denen die Menschen kommen, beginnen sich zu lösen. Die Paare finden einen neuen, erfrischenden Liebespfad, der sie in andere sexuelle Dimensionen führt, in ein noch unerforschtes Gebiet – die Liebe ohne Grenzen!

Ein Sinneswandel, der den Körper wandelt

Ein solcher Wandel ist jedoch nur möglich, wenn du deine Vorstellungen grundlegend wandelst und Sex und Liebe aus einer vollkommen neuen Perspektive betrachtest. Ohne große Anstrengung „machst" du dann wirklich Liebe. Und die Bezeichnung „Liebemachen" („making love") erhält dadurch ihre wahre Bedeutung: Wenn wir mit Präsenz „Liebe machen", erschaffen

Wir sind uns sicher: Je mehr Menschen bei diesem Sinneswandel im Hinblick auf Sex mitmachen, um so weniger Probleme wird es geben, die mit Sex, Liebe und Beziehungen zu tun haben. Viele unglückliche Menschen weltweit haben sich mit diesen Problemen abgefunden.

Wir haben eine wirklich gute Nachricht: Es gibt eine ganz

einfache Lösung! Es geht nur darum, sich von seinen alten Vorstellungen zu lösen.

Die Menschen brauchen mehr Sex

Männer wie Frauen haben gleichermaßen sexuelle Schwierigkeiten. Das unvermeidliche, tragische Ergebnis ist, dass die meisten Menschen nicht genug Sex haben. In den meisten Partnerschaften gibt es zu wenig Sex – oft sogar viel zu wenig. Und wenn die Menschen dann endlich Sex haben, ist es meist nur eine sehr kurze Angelegenheit. Unsere Erfahrung bei der Arbeit mit Paaren hat uns über die Jahre gezeigt, dass viele Paare monatelang keinen Sex haben. Manchmal zieht sich das sogar über Jahre hin.

Sex ist für unseren Körper, für unser Herz, für unsere Seele, für unsere Intelligenz und für unsere Kreativität da. Und zu allererst ist er dafür da, dass wir Liebe erleben können – dass wir uns selbst und andere lieben. Sex ist nicht der einzige Weg, der uns das Erleben der Liebe ermöglicht. Doch wenn du Sex hast oder Sex haben willst – und die meisten Männer wollen das –, dann kannst du den Sex auch bis zu seinem höchsten Potenzial nutzen!

Vor einiger Zeit hat ein Fernsehsender in Großbritannien eine Studie darüber durchgeführt, was Menschen auf ihrem Totenbett am meisten bereuen. Die Ergebnisse haben gezeigt, dass sieben von zehn britischen Rentnern und Rentnerinnen es bereuen, dass sie nicht mehr „herumgevögelt“ haben. Also wünschen sich Menschen, die im Sterben liegen, sie hätten in ihrem Leben mehr Sex gehabt. Unglaublich!

Diese Studie macht deutlich, dass sehr viele Menschen sexuell unerfüllt sind, wenn sie diese Welt verlassen. Es ist also dringend notwendig, dass die Menschen mehr Sex haben. Wir Menschen haben die Aufgabe, eine Art von Sexualität zu entwickeln, die wir ein Leben lang bis ins hohe Alter, ja bis zu unserem letzten

Tag leben können. Wir brauchen eine Sexualität, die auch dann das (Er)leben von Liebe ermöglicht, wenn die Beziehung nicht mehr neu ist, wenn sich Desinteresse und Gleichgültigkeit eingeschlichen haben. Eine Sexualität, die wir auch bei Impotenz, im mittleren Alter (Wechseljahre) oder bei körperlichen Einschränkungen im Alter leben können.

Erforschung und Verletzlichkeit

Wenn du *mehr vom Sex* haben willst – und *mehr Sex* haben willst, bedeutet das einen abenteuerlichen Schritt für dich. Du brauchst dafür Neugier und Intelligenz. Erforsche und prüfe für dich selbst die in den folgenden Kapiteln angebotenen Informationen und Anregungen. Lass dich davon leiten und lass alles geschehen, was sich dabei entfaltet.

Im Kern geht es darum, häufig Sex zu haben. Vielleicht bemerkst du schon bald einen Wandel in deiner Lebensqualität und einen Unterschied darin, wie du dich selbst als Mann fühlst. Und wahrscheinlich beginnst du, Frauen aus einer anderen Perspektive wahrzunehmen. Wenn du deinen Sex erforschst, können verborgene Dinge an die Oberfläche kommen: alte Wunden, Erinnerungen, Unsicherheiten und Erlebnisse aus deiner Kindheit.

Es ist sehr hilfreich, wenn du als Mann deine Schwierigkeiten und Unsicherheiten beim Sex wahrnimmst und sie auch zeigst. Erlaube dir, alles zu fühlen – was auch immer zum Vorschein kommt. Sei offen für dich selbst – zeige deine Gefühle und gib ihnen Raum: den Tränen, der Verletzlichkeit, alle Gefühle von Nichtwissen, der Unsicherheit und der Verwirrung. Spüre alle deine bislang verborgenen Seiten. Dieses Anerkennen ist ein Teil des Heilungsprozesses und der Integration.

Sei dir sicher: Die meisten Frauen lieben die weiche Seite

eines Mannes mehr als seine harte Seite. Das Erforschen von Sex ist eine Reise der menschlichen Selbstentdeckung. Du kannst uralte Muster, die dich immer eingeschränkt haben, transformieren. Indem du das tust, erschaffst du mehr Liebe und Glück. Es geht nicht darum, ein besserer Liebhaber zu werden oder seine Technik zu verbessern. Nur wenige Menschen erleben jemals diese transformierten Zustände von orgastischer Seligkeit, Liebe und Freude sowie jenen Frieden, den der Verstand nicht begreifen kann. Es ist eine Erfahrung von Energetisierung und strahlender Lebendigkeit auf der Zellebene, die lange in uns nachschwingt.

Da uns dieses höher entwickelte Verständnis von Sexualität fehlt, leidet die menschliche Rasse unter furchtbaren Folgen. Unbewusste Kräfte verfälschen und beeinträchtigen unsere wahre Natur. Das heißt, Männer sind nicht wirklich Männer, und Frauen sind nicht wirklich Frauen. Wenn wir als Mann und Frau so eine Beziehung miteinander eingehen, dann stehen die Zerrbilder unserer Persönlichkeiten und unsere sexuellen Identifikationen zwischen uns. Wenn wir uns auf der Grundlage dieser Zerrbilder miteinander verbinden, sind früher oder später unweigerlich Spannungen und Leid die Folge.

Unsere sexuelle Konditionierung prägt uns

Auf der übernächsten Seite findest du eine Liste mit Eigenschaften. In der linken Spalte sind die wahren männlichen Eigenschaften aufgeführt, in der rechten Spalte stehen die Begriffe, die dieselben Eigenschaften beschreiben, nachdem sie durch die falsche sexuelle Konditionierung verzerrt sind.

Jeder von uns ist unbewusst durch die Gesellschaft und Religion konditioniert und geprägt worden, ob wir das mögen oder nicht. Manche Menschen sind stärker konditioniert als andere –

das hat mit vielen Faktoren zu tun. Die Mehrheit der Männer hat Sex auf konventionelle Weise. Diese Männer neigen dazu, die verzerrte Version ihrer wahren männlichen Qualitäten zu leben. Der Spruch der Hippies aus den Sechziger Jahren „Make Love not War“ (Macht Liebe statt Krieg) ist tatsächlich eine Wahrheit.

Wut und Aggression sind der Normalzustand bei einem Mann, der zu wenig erfüllenden, nährenden Sex hat. Wenn ein Mann sein Verständnis von Sexualität wandelt und dadurch andere sexuelle Erfahrungen macht, weckt er auf natürliche Weise seine ursprünglichen „männlichen“ Qualitäten.

Wahre männliche Qualitäten	Männliche Konditionierungen bzw. verzerrte Formen
Macht	Missbrauch, Beherrschen
Präsenz	Abwesenheit
Kraft	Härte
Klarheit	Verurteilen
Durchsetzungsfähigkeit	Aggression
Kreativität	Leistungsorientierung, Ehrgeiz
Meditation	Rückzug
Wille	Eigensinn
Mut	Macho-Gehabe, Kompensation
Führung	Kontrolle, Politik,
Beschützer, Autorität	Recht & Ordnung Autoritäres Verhalten
Wildheit	Brutalität
Spontaneität	Show/Performance
Weisheit	Arroganz
Charisma	sexuelle Manipulation
Sonne, Leben spendend	Sonnenbrand, ökologische Zerstörung
Ausdruck, Artikulation	Wichtigtuerei, Rüpelhaftigkeit
Handeln	Aktionismus, Sturheit
Unabhängigkeit	Isolation
herzlich, liebevoll, mitfühlend	selbstsüchtig, egoistisch

2. Unfreiwillige Ejakulation durch Erregung und Fantasien

„Wir leben für Sinneseindrücke, wir sind gierig nach Reizen. Wir suchen ständig nach immer neuen Sinneseindrücken. Unser ganzes Leben lang bemühen wir uns, neue Sinnesreize zu bekommen. Doch was geschieht? Je mehr wir nach Reizen suchen, desto weniger empfindsam werden wir. Die Empfindsamkeit geht dabei verloren.
Es sieht paradox aus: Bei Sensationen geht die Sensibilität verloren. Dann verlangst du nach immer mehr sinnlichen Reizen, und dieses „Mehr" tötet deine Empfindsamkeit immer mehr ab. Dann verlangst du nach noch mehr und schließlich kommt ein Moment, in dem alle deine Sinne abgestumpft und abgestorben sind. Der Mensch war noch nie so abgestumpft und tot wie heute. Er war früher sehr viel lebendiger, weil es nicht so viele Möglichkeiten gab, so viele Sinneseindrücke zu haben. Doch heute haben die Wissenschaft, der Fortschritt, die Zivilisation und Bildung so viele Gelegenheiten geschaffen, sich immer weiter in die Welt der Sinnesreize zu begeben. Letztendlich wirst du zu einem toten Menschen: deine Empfindsamkeit ist verloren gegangen. Koste immer mehr unterschiedliche und stärkere Speisen mit stärkerem Geschmack, und dein Geschmackssinn geht verloren. Wenn du um die ganze Welt reist und ständig noch mehr und noch Schöneres siehst, wird du irgendwann blind – die Empfindsamkeit deiner Augen geht verloren.
Wenn du das Göttliche willst – und das Göttliche ist das, was am lebendigsten ist, was ewig jung, was immergrün ist – wenn du dem Göttlichen begegnen willst, musst du leben-

diger sein. Wie kannst du das machen? Gib deiner Sensationslust keinerlei Nahrung mehr! Suche nicht Sinnesreize, sondern Empfindsamkeit, werde empfindsamer.

Das sind zwei unterschiedliche Dinge: Wenn du nach Sinnesreizen verlangst, dann verlangst du nach Dingen. Du wirst Dinge anhäufen. Wenn du aber nach Empfindsamkeit suchst, musst du etwas mit deinen Sinnen tun, nicht mit den Dingen. Es geht nicht darum, Dinge anzuhäufen. Vielmehr bist du aufgefordert, dein Fühlen zu vertiefen, dein Herz, deine Augen, deine Ohren, deine Nase zu sensibilisieren. Jeder deiner Sinne sollte so geschärft werden, dass du fähig wirst, das Feine und Zarte wahrzunehmen."

Osho, New Alchemy to Turn You On

Die Kürze des sexuellen Akts

DAS VIELLEICHT HÄUFIGSTE PROBLEM MIT DEM MÄNNER BEIM Liebesakt konfrontiert sind, ist, dass sie ihre Ejakulation nicht kontrollieren können. Das bedeutet, dass die vorzeitige Ejakulation eine weitverbreitete Erscheinung ist. Wir alle wissen – und viele wissen es nur zu gut – dass die Ejakulation normalerweise das Ende des sexuellen Akts bedeutet. Wenn wir kommen, ist Schluss. Zumindest erst einmal.

Weltweite Forschungen haben gezeigt, dass der sexuelle Akt durchschnittlich zwischen zwei und zweieinhalb Minuten dauert. Manche Männer sind in der Lage, die Zeit auf fünfzehn Minuten auszudehnen, einige bis auf eine halbe Stunde und wenige vielleicht sogar auf eine dreiviertel Stunde.

Diese zusätzlichen Minuten sind sicherlich genussvoll. Sie reichen jedoch nicht dafür aus, dass der Mann seine volle Vitalität wirklich in die Frau hineinströmen lassen kann. Und für die

Frau reichen sie nicht aus, um seine volle Vitalität wirklich zu empfangen und an ihn zurückgeben zu können. Die höchste Erfüllung des Mannes besteht darin, in der Liebe der Frau zu „baden“. Es ist ihre überfließende, strahlende Antwort auf die Liebe, die er in ihr erweckt hat. Der Mann gibt der Frau – und sie empfängt. Dann gibt die Frau dem Mann – und er empfängt nun seinerseits. Ein Reigen gegenseitigen Gebens und Empfangens kommt so ins Fließen.

Was kann ein Mann tun, um das Liebesspiel zu verlängern, und um die wahren Wonnen der sexuellen Vereinigung wirklich genießen zu können?

Er kann den Grad der Erregung verringern. Dann braucht er wenig oder gar keine Aufmerksamkeit für die Kontrolle der Ejakulation. Seine Aufmerksamkeit ist frei, um das Fließen der Liebe wahrzunehmen und einfach zu genießen. Und er kann dieses Fließen der Liebe dann lange gemeinsam mit der Frau genießen – stundenlang! Er ist nicht ständig an der Grenze zur Ejakulation. Denn sie ist weit genug entfernt, so dass er sich vollkommen entspannen kann.

Zu starke Erregung bewirkt vorzeitige Ejakulation

Stimulation und Erregung lösen fast immer die Ejakulation aus. Es ist eine Herausforderung, uns „Sex ohne Erregung“ vorzustellen. Wie soll das denn aussehen? Was soll man denn stattdessen „tun“? Sex ohne Erregung klingt wie ein Widerspruch in sich.

Wir laden dich ein, einmal etwas tiefer zu schauen und ganz ehrlich mit dir zu sein. Dann wirst du erkennen, dass ein Hauptgrund, warum du Sex willst, genau diese reizvolle Empfindung und Intensität ist. Darum geht es dir doch beim Sex. Stimmts?

Prüfe einfach, ob das für dich stimmt oder nicht. So oder so – ist es lohnenswert, zu untersuchen, welche Rolle die Erregung für dich normalerweise beim Sex spielt. Du kommst vielleicht zu dem Ergebnis, dass dir die Erregung großen Spaß macht. Und dass zuviel davon einfach den Kurzschluss im System herbeiführt. Was schade ist.

Was kannst du also tun?

Das Grundproblem ist nicht die Erregung als solche. Es liegt vielmehr in unseren sexuellen Zielen begründet und darin, wie wir mit der Erregung umgehen. Meist gehen wir mit einer Absicht an den Geschlechtsakt heran. Wir stimulieren in voller Absicht die Körper und die Geschlechtsteile und erhöhen den Grad der Intensität solange, bis es zum Höhepunkt – zum Überlaufen – kommt. Diese Taktik erzeugt grundsätzlich sehr viel Hitze – gewöhnlich mehr als ein Mann beherrschen kann. Also kocht er über, entlädt seine Lebenskraft.

Sexuelle Fantasie zur Verstärkung der Erregung

Sexuelle Fantasien gelten als wesentlicher Bestandteil der Sexualität, da sie die Erregung verstärken; solche Fantasien sind beim konventionellen Sex tatsächlich hilfreich. Doch dann spielt sich der Sex in unserem Kopf ab – und nicht in unserem Körper. Wir „benutzen" unsere Körper lediglich. Doch begreifen wir unseren Körper wirklich? Und begreifen wir, wozu er ursprünglich bestimmt ist? Fantasien sind ein unmittelbares Produkt der Vorstellungskraft unseres Verstandes. Und wir zwingen unseren Körper dazu, diesen Forderungen unseres Verstandes nachzukommen und sie zu erfüllen. Und der Verstand ist unersättlich.

Eine Freundin erzählte uns, dass sie über Monate eine Verletzung im unteren Rückgrat hatte, die Taubheit und mangelnde Empfindsamkeit in ihren Genitalien bewirkte.

Sie konnte „dort unten“ gar nichts mehr fühlen. Dennoch hatte sie in dieser Zeit den extrem starken Wunsch nach Sex. Sie musste schließlich erkennen, dass der Ursprung dieses Wunsches ihr Verstand war – und nicht ihr Körper. Unser Verstand hat wirklich sehr große Macht.

Doch es hat Konsequenzen, wenn wir unsere Fantasien als sexuelle Strategie einsetzen. Fantasien lösen meistens starke Erregung aus, und die bewirkt die vorzeitige Ejakulation. Diese drei Dinge hängen untrennbar zusammen. Fantasien verstärken die Stimulation und die Stufen der Erregung. Das gleiche gilt für alle möglichen sexuellen Hilfsmittel, die heutzutage benutzt werden. Das wiederum führt zu chronischer vorzeitiger Ejakulation. Und das beeinträchtigt Männer und Frauen gleichermaßen – wenn auch in unterschiedlicher Weise.

Viele Menschen brauchen heute eine Menge Fantasien und Erregung, um überhaupt sexuell zu reagieren und einen Orgasmus zu erreichen. Und so ist es nicht verwunderlich, dass die pornografische Filmindustrie ein viel größerer Zweig ist als die konventionelle Filmindustrie.

Eine Fantasie ist eine Situation, die du dir vorstellst. Sie steht – bildlich gesprochen – zwischen dir und dem anderen. Du bist mit dem anderen Menschen nicht wirklich innerlich verbunden und du teilst nicht wirklich eine gemeinsame Erfahrung mit ihm. Du bist abwesend – und nicht anwesend. Du bist nicht präsent.

Fantasien haben dieselben Folgen wie das Ziel Orgasmus: du bist dir selbst ein Stück voraus oder du bist aus dir selbst hinausgegangen. So oder so: deine Fantasie ist im Zentrum deiner Aufmerksamkeit – und nicht das gemeinsame Erleben mit dem anderen Menschen. Dein Verstand ist der Schauplatz des Geschehens – und nicht die Begegnung mit dem anderen Menschen. Der Verstand will den Orgasmus und erschafft die Fantasie, um diesen Wunsch zu befriedigen.

Wie wir beim Sex „cool" bleiben

Wenn wir keinen schnellen und kurzen Sex mehr wollen, ist es hilfreich, folgendes Sprichwort zu beherzigen: „Ein wenig ist gut, doch mehr ist nicht besser." Das heißt: Ein bisschen Erregung ist gut, doch mehr Erregung ist nicht besser. Vielleicht bringt sie mehr Lust und mehr Intensität. Doch wenn wir erfüllenderen Sex wollen, ist es hilfreich, unsere Verhaltensmuster und deren Folgen zu erkennen. Wenn wir den Geschlechtsakt abkühlen, können wir einen längeren Austausch erleben. Ein bisschen Erregung ist herrlich. Daran ist nichts falsch, doch dann ist es hilfreich sich zu entspannen und es ruhig anzugehen.

Während eines unserer Seminare erzählte uns ein Mann, dass er dreißig Jahre lang ein Problem mit vorzeitiger Ejakulation gehabt hatte. Es war über Nacht verschwunden. Der Schlüssel dazu war: er erregte sich weniger und blieb damit einfach im „kühleren" Bereich.

Viele Reize vermindern die Empfindsamkeit

Es ist eine bemerkenswerte Begleiterscheinung von übermäßiger Stimulation, dass der Penis seine Sensibilität verliert. Je mehr Reizen er ausgesetzt ist, desto weniger empfindsam wird er. Das Gleiche gilt für die Vagina.

Das ständige Reiben des Penis in der Vagina (oder in der Hand beim Masturbieren) desensibilisiert den Penis. Und es wirkt sich auch auf die Vagina negativ aus. Die wiederholten Rein- und Rausbewegungen erzeugen Reibung zwischen den Geweben. Dadurch entsteht „Hitze", und es kommt zu einer „Aufladung".

Nach dem Sex bleibt ein Rest von Spannung im Körper. Diese sammelt sich nach und nach im Penis an. Irgendwann ist er völlig „überladen" und wird immer empfindungsärmer.

Er nimmt nicht mehr richtig wahr, was um ihn herum vorgeht. Ziemlich oft fühlt sich der Penis bei Berührung unnatürlich dicht, hart oder „metallisch“ an. Diese Härte spiegelt die Spannungen wider, die sich im Gewebe des Penis angesammelt haben. Seine Empfindsamkeit verringert sich. Und so verliert der Mann die Fähigkeit, die Kompetenz und die Kraft, sich in das Gewebe seines Penis hinein zu fühlen. Das alles geschieht schleichend und kaum wahrnehmbar. Das bedeutet: es ist für den Mann dann schwierig oder unmöglich, mit seinem Bewusstsein in seinem ganzen Penis anwesend zu sein – von der Wurzel bis ganz hinauf in die strahlende Spitze. Ursprünglich ist der Penis ein schlangenartiges, geschmeidiges und biegsames „Geschöpf“. Es ist in der Lage, sich innerhalb der Vagina hinauf und hinab zu winden – tatsächlich wie eine Schlange!

Ein Wissenschaftler, der vor einigen Jahren an unserem Seminar teilnahm, erzählte uns etwas Interessantes: die beiden Wissenschaftler Weber und Fechner wiesen bereits in der zweiten Hälfte des neunzehnten Jahrhunderts den Verlust der Sensibilität durch intensive Stimulation nach. Im sogenannten *Weber-Fechner-Gesetz* formulierten sie die Ergebnisse ihrer Versuche mit Menschen – das sollte die Geburtsstunde für Biophysik und Biokybernetik sein. Sie betrachteten einen Reiz von außen im Verhältnis zur Empfindung des Reizes, und sie bewiesen damit Folgendes: Die Veränderung einer Empfindung ist proportional zur relativen Veränderung des Reizes.

Heute weiß man, dass dies für jede Sinneswahrnehmung gilt. Ein Beispiel dafür ist das Sehen: Wenn man im Dunkeln ein Streichholz anzündet – nachdem man sich an die Dunkelheit gewöhnt hat – wirkt es wie eine Explosion. Wenn man dasselbe im hellen Sonnenlicht tut, ist es kaum wahrnehmbar. Je stärker der Reiz, desto geringer ist die Empfindsamkeit für scheinbar Unbedeutendes. Das bedeutet für uns: statt endlos nach immer neuen Sinneseindrücken und Reizen zu suchen, können wir damit beginnen, unsere Sinne zu schulen. Damit erlangen wir die Fähigkeit wieder, in jedem Augenblick des Tages zu spüren, wie die Lebenskraft in uns fließt.

Erregung führt zu Erschöpfung

Wenn Sex „kühl“ und einfach ist, können wir lange Sex haben. Er dauert länger, gewinnt an Tiefe, dehnt sich aus und unsere Anziehungskraft wird größer. Heute haben die Menschen meistens die Vorstellung, dass Sex so ‚heiß‘ wie möglich sein sollte. Das bedeutet, dass durch unsere Herangehensweise an Sex die baldige Ejakulation schon garantiert ist. Früher oder später erschöpft sich die Erregung, wir betrachten uns gegenseitig als selbstverständlich und Langeweile kommt auf. Langeweile ist dann ganz „natürlich“ – denn alles, was sich ständig wiederholt, wird zu einer langweiligen Erfahrung. Immer wenn das Neue vorbei ist, entsteht Langeweile. Aufregung oder Erregung wird durch das Unbekannte, durch das Neue in einer Situation ausgelöst. Nach einer Weile ist das Neue dann abgenutzt. Und die anfängliche Anziehung ist in den Flammen der Erregung verbrannt. Paare berichten uns oft, dass sie nach einer Zeit mit heftigem Sex eine Art von körperlicher Abscheu voreinander hatten und dass sie für eine Weile überhaupt nicht mehr an Sex interessiert waren.

Mechanisches Verhalten vermindert die Sensibilität

Um die Intensität einer Empfindung zu erhöhen, ist es notwendig, das Tempo und die Frequenz der Bewegungen zu erhöhen. Dabei werden wir mechanisch. Immer wenn Bewegungen mechanisch werden oder sich ständig wiederholen, entsteht ein entsprechender Mangel an Bewusstheit bei jeder einzelnen Bewegung. Die einzelnen Schritte, die die Reise interessant machen, gehen in der Anstrengung unter. Wir werden wie Maschinen. Und wir spannen uns an, um dorthin zu kommen, wo wir hin wollen – zum Orgasmus! Wir sind in Eile und verlieren die Fähigkeit, uns selbst bewusst wahrzunehmen. Was geschieht in jeder einzelnen Sekunde im Körper? Was geschieht im Penis? Und was geschieht um den Penis herum? Was geschieht zwischen Penis und Vagina?

Wenn wir in jedem Augenblick, bei jeder Bewegung bewusst sind, kann sich der Liebesakt erst wirklich entfalten. Und am Ende sind wir in einem Zustand staunender Ehrfurcht, der über Stunden anhalten kann. Wir begeben uns in einen Zustand der Zeitlosigkeit, in dem sich jeder Augenblick neu entfaltet und dann in den nächsten Augenblick übergeht. Und dabei spielen Fantasien, Ziele und der Verstand keine Rolle; denn der Körper wird von seiner inneren Weisheit geleitet und schafft einen weiten Raum für das Erleben von Liebe. Es ist im wörtlichen Sinn eine „No Mind"-Erfahrung – eine Erfahrung ohne Denken.

Die Erregung der Frau kann die Ejakulation des Mannes auslösen

Die meisten Männer haben es sicher schon erlebt, dass sie sehr schnell kommen, wenn die Frau sehr erregt ist oder richtig heiß wird – besonders wenn sie auf den Höhepunkt zusteuert. Die Ejakulation ist dann ein hilfloser, lustvoller Blitz. Und man(n) kann nichts tun, um sie zu verhindern. Viele Männer bestätigen diese Erfahrung. Sie sagen, dass die Ejakulation „aus heiterem Himmel" kommt und sogar regelrecht aus ihnen „herausgezogen" wird. Sie fühlen sich überrumpelt, da sie noch nicht einmal annähernd bereit waren zu ejakulieren. Eine solche Situation scheint unkontrollierbar zu sein. Doch der Mann kann daran etwas ändern! Er kann aufhören, die Frau zu sehr zu erregen – auf diese Weise kann er länger Liebe machen. Halte die Temperatur beim Sex einfach „kühl bis sanft köchelnd"!

Die sexuelle Unlust der Frauen

Lasst uns den nackten Tatsachen ins Auge sehen: Männer wollen im Allgemeinen öfter Sex als ihre Partnerin. Hast du dich schon einmal gefragt, woran das liegt? Die Wahrheit ist, dass für die Frau die paar Minuten der sexuellen Vereinigung nicht wirklich befriedigend sind. Das liegt daran, dass sie nicht genügend Zeit hat, um ihren Körper aufzuwärmen und das Zusammenspiel wirklich zu genießen.

Das bedeutet, dass sich die Frau nach einer sexuellen Begegnung oft unerfüllt fühlt. Es bleibt ein Gefühl, dass sich für das bisschen Vergnügen am Sex die ganze Anstrengung nicht lohnt. Solche Gefühle können sich mit der Zeit in ihr festsetzen. Und deshalb gehen viele Frauen unbewusst dazu über, Sex teilweise oder auch ganz zu vermeiden.

Es gibt Untersuchungen, wonach achtzig Prozent der Frauen den Partner lieber küssen und mit ihm schmusen, als mit ihm Sex zu haben. Für sie ist dieser zärtliche Austausch befriedigender als Sex. Und wenn eine Frau lieber schmust, als Sex zu haben, ist das ein klares Zeichen, dass sie es nicht wirklich genießt, wenn der Penis in ihrer Vagina ist.

Die sexuelle Unlust der Frauen ist kein mentaler oder bewusster Vorgang in der Frau. Sie beschließt nicht plötzlich, dass sie keinen Sex mehr haben will. Da können Männer ganz sicher sein. (Im 7. Kapitel kommen wir auf das Thema Verhütung zu sprechen, das einem „Ja" der Frau zum Sex auch oft im Weg steht.)

Wenn sich der Körper einer Frau verschließt, ist das normalerweise ein langsamer, allmählicher Vorgang – es sei denn sie hat ein Trauma erlebt. Dann kann sie sich auch sehr schnell verschließen. Der Rückzug ist ein sehr körperlicher und gleichzeitig ein sehr unterschwelliger Vorgang, über den die Frau wenig bewusste Kontrolle hat. Oft fühlt sich eine Frau sehr allein mit ihrer unerwarteten und ungewollten sexuellen Unlust. Und das, obwohl dieses Phänomen alltäglich und weit verbreitet ist. Die immer wiederkehrende Erfahrung von fehlender Erfüllung ist der wesentliche Grund, warum viele Frauen das Interesse an Sex verlieren. Frauen sind von Natur aus empfänglich und ganz sicher nicht frigide. Doch ihr Körper beginnt innerlich zu erstarren und friert ein, wenn der Sex heiß, hart und schnell ist!

Was kann der Mann nun tun? Warum genießen die Frauen den Sex nicht – den Sex, den du mit ihnen hast? Warum will deine Frau nicht so oft Sex wie du?

Vor einiger Zeit hat eine Umfrage der amerikanischen Frauenzeitschrift *Redbook* gezeigt, dass zweiundfünfzig Prozent der Frauen regelmäßig den Orgasmus vortäuschen. Und wahrscheinlich haben nur siebzehn Prozent der Frauen während des Geschlechtsverkehrs überhaupt einen Orgasmus. Das zeigte die internationale Sex-Studie *Durex Global Sex Survey.* Dreiundvierzig Prozent der Frauen berichten von „irgendeinem sexuellen Problem" – wie zum Beispiel Orgasmusunfähigkeit, Langeweile beim Sex oder völligem Desinteresse am Sex.

Im Wesentlichen bekommen Frauen beim Sex körperlich nicht das, was sie vom Mann brauchen. Das liegt am mangelnden Wissen über den weiblichen und männlichen Körper und an den unbewusst übernommenen Vorstellungen von Sexualität. Die Folge davon ist der Rückzug der Frau und ihre Schwierigkeit sexuelle Erfüllung oder gar einen Orgasmus zu erleben. Sie genießt den Sex nicht, weil sie sich dabei nicht wohl fühlt.

Wie oft würdest du Sex haben wollen, wenn du dich dabei

nicht wohlfühlst, es sogar schmerzhaft ist oder du nie einen Orgasmus hast?

Wenn du mehr Sex mit deiner Frau haben willst, dann finde heraus, wie du euer Zusammensein so gestalten kannst, dass sie sich öffnen und es richtig genießen kann. Wenn du das herausfindest, wirst du sie nicht mehr um Sex bitten müssen. Du wirst erleben, dass sie noch mehr davon haben will! Vertraue uns: Sie wird dich darum bitten, mit ihr Liebe zu machen. Und wenn du es nicht glaubst, dann probiere es einfach aus!

Der erste, wesentliche Schritt ist dabei, die Dauer des Liebesspiels zu verlängern. Es ist nämlich tatsächlich die Länge der Zeit bedeutsam, in der dein Penis in ihrer Vagina ist. Erst dann kann die Frau wirkliche sexuelle Erfüllung erleben – und du auch. Denn wie Mann und Frau den Sex erleben, ist untrennbar miteinander verflochten. Erfüllender Sex ist eine gemeinsame Erfahrung – und nicht etwas, was dem einen gefällt und dem anderen nicht.

Das wäre auch absurd – unsere Natur ist viel intelligenter. Wenn die Frau sich nicht ganz für den Mann öffnen kann, dann ist auch *sein* sexuelles Erleben begrenzt. Es wird eindimensional, eintönig und letztendlich langweilig. Und dann entsteht das Bedürfnis, immer aufregendere und stimulierendere Situationen herbeizuführen – mit Pornos, Sex-Spielzeug, Partyspielen und Ähnlichem, um wieder Bewegung in die Geschichte zu bringen.

Wenn ein Mann mit einer Frau bewusst und ausgiebig Liebe macht, wandelt sich die Erfahrung des Mannes. Sie ist nicht mehr „von dieser Welt", sie wird zu einem vielschichtigen Erlebnis. Wenn der Mann tatsächlich länger mit seinem Penis in der Vagina der Frau ist, denkt er automatisch weniger an Sex. Er hat ihn ja! Ausgiebig lange sexuelle Erfahrungen im Zustand der Entspannung bringen ihm Selbstbewusstsein und Selbstvertrauen. Dadurch verringert sich seine Anspannung und Erregung vor und während des Liebemachens.

Und das führt dazu, dass der Ejakulationsdruck deutlich abnimmt. Ein Mann kann unendlich lange Sex ohne Ejakulation haben, wenn er den Schlüssel dazu einmal in der Hand hat. Wir wissen, dass viele Menschen viel zu wenig Liebe machen. Da ist es ein gutes Heilmittel, einfach wesentlich länger Liebe zu machen!

Wir Menschen können mit unserer sexuellen Energie auf zwei ganz unterschiedliche – ja entgegengesetzte – Arten umgehen: entweder emotional und oberflächlich oder reif und kraftspendend. Wir können uns entweder stimulieren und entladen oder entspannen und die Energie in uns zirkulieren lassen. Und wir können entweder biologisch oder spirituell, Leben zeugend oder Leben spendend, unbewusst oder bewusst damit umgehen.

Ein Mann hat uns berichtet, dass er nach stundenlangem Sex meistens keinerlei Lust auf einen Orgasmus spürt. Und er hat danach ein Gefühl vollkommener Zufriedenheit und Glückseligkeit. Er spürt nicht den Hauch einer Frustration. Es hat für ihn nichts mehr mit Verzicht zu tun, keinen Orgasmus zu haben. Noch vor einem Jahr hätte er sich das nicht vorstellen können.

Erfahrungsbericht eines Mannes:

„In den letzten sechs Monaten haben wir den Liebesakt „in Stille" vollzogen – ohne uns äußerlich viel zu bewegen. Allerdings erlebten wir viel innere Bewegung – und das ist das gewisse Etwas, wonach ich früher immer gesucht hatte. Diese Art des Liebemachens gibt mir Raum für bewusste Begegnung, tiefe Liebe, grenzenlose Abwechslung, sprühende Lebendigkeit, kraftvolle Männlichkeit und tiefe Erfüllung. Es ist ein wunderbarer Weg, der mich zu dem hinführt, der ich wirklich bin. Andererseits gibt es auch den heißen Liebesakt mit sexueller Erregung. Ich erlebe die Erregung als etwas, das mich immer wieder in mich hinein zieht. Manchmal zieht sie mich an, weil ich sie einfach nicht loslassen kann. Oder sie kommt als Welle, die mich überfordert und überwältigt. Diese Erfahrung ist etwas ganz anderes als der stille Liebesakt. Beim Vergleich zeigen sich die Unterschiede. Ihr beide habt als unsere Lehrer zu uns gesagt: „Das Danach ist euer Lehrer." Nach dem stillen Liebemachen fühlte ich mich innerlich meistens erfüllt und lebendig. Nach der Liebe mit Erregung, oder mit anderen Worten, nach dem Orgasmus, fühlte ich mich müde, und ich brauchte eine Pause. In meiner persönlichen Erfahrung gibt es noch einen weiteren wichtigen Unterschied: Bei der erregten Liebe „klebe" ich energetisch an meiner Partnerin. Bei der stillen Liebe entsteht ein Raum, in dem sich die Liebe zwischen uns entfalten kann. Was die Qualität und Nachhaltigkeit anbelangt, hat die stille Liebe für mich eindeutig den Vorrang, aber dennoch kann ich mich im Moment noch nicht endgültig von der Liebe mit Erregung verabschieden. Ich würde sonst einige Teile in mir verleugnen, die sich immer noch nach der Erregung sehnen. Und das will ich nicht tun. Ich denke, dass mir die weitere Übung mit Tantra den Weg zeigen wird. Ich lasse mich immer weiter und immer wieder davon überraschen, wohin mich dieser Weg führt."

3. Die Ejakulation ist nicht der Orgasmus des Mannes

„Gewöhnlich geht die Energie nach außen und nach unten. Ihr müsst sie zurückbringen, nach innen – und „nach innen" ist gleichbedeutend mit „nach oben". Sobald sie zu dir zurückkommt und du zu einem Energiekreislauf wirst, wirst du staunen: Ein neue Dimension hat sich aufgetan, du beginnst dich nach oben zu bewegen. Dein Leben ist nicht mehr nur horizontal; es hat eine neue Richtung genommen: die Vertikale."

Osho, Secret of Secrets

ALLGEMEIN WIRD ANGENOMMEN, DIE EJAKULATION SEI DIE männliche Version des Orgasmus. Einige Männer haben jedoch bereits entdeckt, dass die Ejakulation ganz eindeutig nicht der „wahre" Orgasmus ist. Sie haben erlebt, dass die Natur die Genitalien für höhere, „höher entwickelte" Erfahrungen vorgesehen hat. Natürlich sind sich auch diese Männer einig, dass die Ejakulation ein intensives Lustgefühl bedeutet. Doch diese wenigen Sekunden sind für sie nicht vergleichbar mit der zeitlosen, entspannenden Glückseligkeit der orgastischen Vereinigung. Du erlebst deinen Körper in seiner vollen Kraft, fühlst dich verjüngt und erfrischt.

Es ist für einen Mann physiologisch möglich, einen Orgasmus ohne Ejakulation zu haben. Es kann andererseits auch vorkommen, dass ein Mann ganz ohne irgendwelche lustvollen Empfindungen ejakuliert. Orgasmus und Ejakulation sind Funktionen, die von unterschiedlichen Teilen des Nervensystems aktiviert werden. Sie können sich gleichzeitig ereignen – und sie können unabhängig voneinander geschehen. Für den Mann bedeutet dies, dass er fähig ist, einen verlängerten „Talorgasmus" zu erleben oder sogar mehrfache Orgasmen ohne zu ejakulieren.

Die Ejakulation ist ein Energieverlust

Männer haben durch die Ejakulation immer einen „Energieverlust"; dieser zeigt sich meist in Form von Müdigkeit. Viele Männer glauben, das sei ein Zeichen von Entspannung. Es ist jedoch nur scheinbar Entspannung – tatsächlich ist die Müdigkeit ein Zeichen von Erschöpfung. Im Gegensatz dazu hat der Orgasmus ohne Ejakulation eine sehr belebende Wirkung.

Beim konventionellen Orgasmus mit Ejakulation geschieht folgendes: Zuerst werden die Stimulation und die Bewegungen immer intensiver. Das Spannungsniveau steigt an, der Atem wird schneller. Die Energie und die Spannungen erreichen den Höhepunkt. Und dann kommt eine blitzartige Entladung, bei der der Mann den Leben spendenden Samen hinausschleudert.

Die nachfolgende Erschöpfung hat zwei Gründe: zum einen sammeln sich bei dieser Art von Sex im Körper des Mannes mehr Spannungen an, als er bei der Entladung abgeben kann. Der andere Grund hat mit dem Verlust des Samens zu tun; es ist zwar nur eine sehr geringe Menge an Flüssigkeit – sie hat jedoch einen äußerst hohen Energiegehalt.

Die Macht des Samens

Die Mehrheit der Männer (und der Frauen) stellen die Ejakulation nie in Frage. Sie ist das Ziel von Sex. Deshalb machen wir ihn ja. Außerdem kann Sex ohne Ejakulation kaum richtiger Sex sein! Also spricht man der Ejakulation eine zentrale Rolle zu, ohne den damit verbundenen Energieverlust zu bedenken. Der Körper ersetzt ejakulierten Samen nämlich sofort. Dafür zieht er Energie von seinen Reserven ab. Er zieht sogar enorm große Energiemengen ab – und zwar von anderen lebenswichtigen Funktionen. Er verwendet sie, um den verlorenen Samen zu ersetzen. Und das geschieht bei jeder Ejakulation – immer wieder und wieder.

Im Leben eines Mannes addiert sich dieser Verlust und fordert allmählich seinen Tribut. Ständig zweigt der Körper Energie ab, um das Samendepot aufzufüllen. Wenn diese Energie noch zur Verfügung stünde, könnte der Körper sie dafür nutzen, die wesentlichen Körperfunktionen leichter aufrecht zu erhalten. Besonders sinnvoll ist das, wenn ein Mann älter wird.

Ein Teelöffel männlichen Samens ist eine unglaublich potente Flüssigkeit: Sie enthält riesige Mengen an Eiweiß, Vitaminen, Mineralien und Aminosäuren sowie Lebensenergie. Der Samen ist vergleichbar mit flüssigem Gold. Bei jeder Ejakulation setzt ein Mann dreihunderttausend bis fünfhunderttausend männliche Samenzellen frei. Mit diesem Potenzial könnte er bis zu einer halben Million Menschen zeugen. Eine wahrhaftig erstaunliche Kraft! Unwissentlich und gewohnheitsmäßig schleudert der Mann jedes Mal, wenn er Sex hat, sein immenses Zeugungspotenzial hinaus. Und das nur, weil nach der allgemeinen Vorstellung Sex hauptsächlich für die Lust an der Ejakulation da ist.

Ja, die Ejakulation ist natürlich lebenswichtig – für die Fortpflanzung des Menschen und das Überleben der Spezies. Wir können den Beweis und den Erfolg des fruchtbaren Potenzials und Ausdrucks von Sex überall sehen. Die Erdbevölkerung ist auf fast sieben Milliarden Menschen angewachsen. Das zeigt, dass die Menschen das biologisch reproduktive Potenzial von Sex hier auf der Erde intensiv und ausgiebig leben.

Spiritueller Sex bewahrt den Samen

Beim Menschen ist das sexuelle Fortpflanzungspotenzial der „oberflächlichere“ Aspekt von Sex, auch wenn die Erschaffung eines Menschen immer ein unbegreifliches Wunder ist und bleibt. Sex hat jedoch einen höheren spirituellen Aspekt, der weit über die Fortpflanzungsfunktion hinausgeht. In dieser Hinsicht unterscheidet sich der Mensch wesentlich von seinen Freunden aus dem Tierreich.

Die Fortpflanzung der Tiere ist normalerweise auf sehr kurze Paarungszeiten begrenzt. Sie findet nur wenige Male im Jahr statt. Die Männchen der jeweiligen Spezies werden dabei meist von speziellen Gerüchen angezogen, die das Weibchen ausströmt. In den Phasen zwischen den Paarungszeiten spielt Sex bei den meisten Tieren kaum eine Rolle.

Wir Menschen können jedoch den ganzen Tag lang Liebe machen. Und wir können jeden Tag Liebe machen – wenn wir das wollen. Es muss also mehr am Sex dran sein, als die reine Fortpflanzungsfunktion. Der Mensch ist in der Lage, durch Bewusstsein seine sexuelle Energie auf eine höhere Ebene zu heben. Das ist ein evolutionärer Fortschritt in der menschlichen Entwicklung.

Wenn wir Sex auf der spirituellen Ebene erleben, bleiben der Samen und die Lebenskraft im Körper. Sie werden nicht wie gewohnt hinausgeschleudert. Wenn die biologische Fortpflanzungsenergie im Körper bleibt, begeben wir uns auf eine höhere Ebene der Selbsterfahrung. Wir erleben, dass sich unser Sein wandelt und transformiert. Diese Erfahrungen bereichern uns – sie berühren uns tief im Innersten und nähren uns.

Bereits vor Jahrtausenden empfahlen und praktizierten die Taoisten Sex auf eine Weise, bei der der Samen im Körper bleibt. Sie betrachteten Sex ohne Ejakulation als zentrale Voraussetzung für ein langes, gesundes, schöpferisches und glückliches Leben.

Nur wenn der Samen im Körper des Mannes bleibt, können sich die Qualitäten von wahrer männlicher Autorität und Präsenz entfalten. Wir erwähnten das bereits im 2. Kapitel. Nach unserer Erfahrung sind diese Qualitäten heute bei vielen Männern nur schwach ausgeprägt. Auf dieses Thema gehen wir in 8. Kapitel noch näher ein.

Die sexuelle Erfahrung des Mannes ist beschränkt, da er der Rolle der Ejakulation viel zu viel Bedeutung beimisst. Bedauerlicherweise ist der biologische Fortpflanzungswille überhaupt nicht daran interessiert, dass der Mensch Zustände der Ekstase erlebt oder sein von Gott gegebenes orgastisches Potenzial lebt. Die Ejakulation erfüllt den Zweck der Natur perfekt. Und sie bewirkt bereits eine „Bruchlandung", bevor die Menschen abheben und zu fliegen beginnen. Die Dauer des sexuellen Akts ist üblicherweise nur sehr kurz. Das bedeutet, dass die meisten Männer noch nie erlebt haben, wie wertvoll und nährend es ist, wenn der Penis lange in der Vagina ist. Die Vagina ist für den Penis und auch für den Mann selbst das wahre Zuhause – und sein Ruheplatz.

Ein Mann blockiert im Laufe seines Lebens eine unschätzbare Menge an Zeit und Energie mit sexuellen Fantasien und sexuellen Sehnsüchten. Die Zeit, in der er tatsächlich Liebe macht und mit seinem Penis in der Vagina ist, ist gemessen daran verschwindend gering. Diese Art von „oberflächlichem" und an der Fortpflanzung orientiertem Sex ist langfristig niemals wirklich befriedigend. Denn immer wieder kommt die Sehnsucht auf, dieselbe Erfahrung zu wiederholen. Der Mann ist gefangen in einem Teufelskreis von Begierde und Entladung. Mit der Wiederholung kommt dann leicht Langeweile auf. Und dann wechselt er die Partnerin, damit sein Sexleben wieder lebendig wird. Wenn die Erfahrung der Ejakulation wirklich erfüllend wäre, hätte er danach ein Gefühl von tiefer Befriedigung und Erfüllung. Doch die meisten Männer fühlen sich danach, wie bereits erwähnt, ziemlich erschöpft und es mangelt ihnen an Kreativität im Leben. Der Höhepunkt ist nicht wirklich allumfassend und berührt den Mann nicht bis ins Innerste. Das führt dazu, dass der Mann fast zwanghaft oder wie besessen nach Sex verlangt. Das kann sich für einen Mann dann so anfühlen, dass sein sexueller Trieb ihn vollständig unter Kontrolle hat.

Wenn ein Mann lernt, seine höhere orgastische Natur zu erfahren und dadurch tiefere Erfüllung im Sex zu finden, wird seine sexuelle Besessenheit entsprechend nachlassen. Mit der Gewohnheit zu ejakulieren übergeht ein Mann die feine, kostbare und köstliche Ebene der sexuellen Erfahrung. Denn die Lebenskraft bekommt gar keine Gelegenheit, im Körper zu zirkulieren. Die Ejakulation unterbricht den Kreislauf, bevor er richtig begonnen hat. Und damit bleibt das höhere Potenzial von Sex ungenutzt. Es ist gleich um die Ecke... du brauchst dich nur umzudrehen und du kannst eine göttliche Erfahrung machen!

Entscheide bewusst über deine Ejakulation

Wenn du beim Sex eine höhere Oktave erreichen willst, dann verlängere einfach das Liebesspiel. Das erreichst du, indem du dich weniger bewegst und indem du dich entspannst und beruhigst. Dann ist die Ejakulation so weit entfernt, dass du dich bewusst entscheiden kannst, ob und wann du sie haben willst. Erst wenn Mann und Frau über eine längere Zeit Liebe machen, können sie in den Zustand von sexueller Ekstase kommen. Die Natur hat den menschlichen Körper so geschaffen, dass er diese höhere Ebenen erreichen kann. Doch damit dies geschehen kann, ist Sensibilität und Bewusstheit erforderlich.

Du kannst ganz bewusst entscheiden, ob du eine Ejakulation haben willst oder nicht. Sie passiert dann nicht wie ein „Unfall“ oder aus Gewohnheit. Dazu brauchst du nur wissen, dass zu starke Erregung die vorzeitige Ejakulation bewirkt – wie schon im vorigen Kapitel erwähnt.

Tantra-Meister sagen, dass vor der Ejakulation immer schon der Gedanke an eine Ejakulation da ist. Die Ejakulation kommt ursprünglich aus dem Kopf! Ohne den Gedanken daran kommt es selten zur einer Ejakulation. Es sei denn, die Frau ist zu stark erregt und zieht die Ejakulation aus dem Mann heraus. Das haben wir im vorigen Kapitel bereits angesprochen.

Die Kontrolle der Ejakulation bringt dich in Spannung

Wenn du wählen kannst, ob du eine Ejakulation haben willst oder nicht, ist das etwas vollkommen anderes als sie zu kontrollieren. Es ist ein sehr großer Unterschied, ob du einfach nicht ejakulierst, weil du es so gewählt hast – oder ob du die Ejakulation zurückhältst.

Osho sagt: „Es geht nicht um Kontrolle. Kontrolle ist etwas anderes. Und Entspannung ist etwas vollkommen anderes als Kontrolle. Du entspannst dich in den Sex, anstatt ihn zu kontrollieren. Wenn du ihn kontrollierst, wirst du dich nicht entspannen. Wenn du ihn kontrollierst, wirst du es früher oder später eilig haben, zum Ende zu kommen, denn Kontrolle ist anstrengend. Und jede Anstrengung erzeugt Spannung, und Spannung bewirkt die Notwendigkeit und das Bedürfnis sie loszuwerden. Es ist nicht gleichbedeutend mit Kontrolle – du leistest keinen Widerstand gegen etwas. Du bist einfach nicht in Eile, denn der Sex geschieht nicht, um irgendwohin zu gelangen. Du gehst nirgendwohin. Es ist einfach ein Spiel; es gibt kein Ziel. Es gibt nichts zu erreichen – wozu solltest du dich also beeilen?“

Bei manchen sexuellen Übungen wird empfohlen, dass der Mann für eine gewisse Zeit „auf der Schwelle zur Ejakulation tanzen“ soll, ohne jemals wirklich zum Punkt der Ejakulation zu gelangen. Das bedeutet, dass ein Mann willentlich die Erregung und den Spannungspegel steigen lässt. Und dann – kurz bevor die Ejakulation kommt und er den Punkt erreicht, an dem es kein Zurück mehr gibt – hört er auf und entspannt sich. So hat er keine Ejakulation. Nach einer Weile baut er den Energiepegel wieder auf, dann entspannt er sich wieder. Und dieses „Auf und Ab" macht er immer wieder. Das Ergebnis ist, dass er dadurch die Ejakulation für eine längere Zeit kontrollieren kann. (Es gibt auch spezielle Techniken, um die Ejakulation zu unterdrücken, zum Beispiel indem der Mann mit dem Finger in den Prostata-Bereich drückt).

Körperliche Schmerzen nach heißem Sex

Wenn der Mann die Ejakulation nun auf die oben beschriebene Weise kontrolliert, kann das bewirken, dass er kurzfristig mehr Energie spürt. Doch durch die willentliche Erhöhung und Abkühlung der sexuellen Temperatur werden Spannungen in der Prostata und in den Genitalien gespeichert. Und das kann zu einer Blockade führen, die er dann nach dem Sex spürt. Wenn ein Mann willentlich mit seiner Erregung spielt und seine Ejakulation kontrolliert, sollte er sich nicht wundern, wenn er hinterher Schmerzen in den Hoden oder in der Leistengegend hat. Dieser Schmerz ist Ausdruck der Spannung, die durch die ständige Unterdrückung der Energie entstanden ist. Auch auf lange Sicht ist das nicht besonders gesund.

Wenn ein Mann sich entscheidet zu ejakulieren, empfehlen wir, es einfach zu tun! Und zwar ohne in irgendeiner Weise in den Fluss des Geschehens einzugreifen. Sag deiner Frau, dass du jetzt „kommst", schau ihr dabei in die Augen, bleibe präsent in der Situation – und genieße es! Wenn du Sex ohne Ejakulation haben willst – oder sie erst nach längerer Zeit haben willst – ist es am besten, wenn du dich von Anfang an nur wenig stimulierst und erregst. Sei einfach ruhig, entspanne dich und bleibe bewusst. Das wird dir ermöglichen, stundenlang Liebe zu machen.

Schmerz nach entspanntem Sex ist ein Zeichen von Heilung

Auch nach entspanntem Sex kann es überraschenderweise geschehen, dass du Schmerzen hast. Du kannst sie möglicherweise im Penis, in den Hoden, in der Leistengegend oder im Unterbauch spüren. Wenn die sexuelle Atmosphäre wirklich entspannt war, dann sagen uns die Schmerzen, dass zuvor angesammelte Spannungen gerade aus dem Gewebe hinausgehen. Der Körper heilt und regeneriert sich selbst durch Entspannung. Wenn sich emotionale und körperliche Spannungen auflösen, kehrt die Empfindsamkeit in den Körper zurück und nimmt allmählich wieder zu.

Sex ohne Ejakulation hat keine „Nebenwirkungen"

Wir hören oft, dass Ärzte Männern empfehlen, regelmäßig zu ejakulieren, um „die Rohre durchzuspülen" – wie ein Do-it-yourself-Klempner. Was auch immer der Grund dafür sein mag – mangelnde Information oder mangelnde persönliche Erfahrung – auch die medizinischen Berufe stehen unter der „Ejakulations-Hypnose". Sie geben sie an ihre Patienten weiter und tragen so dazu bei, dass dieser Irrglaube weiterhin bestehen bleibt.

Persönliche Erfahrungen haben gezeigt, dass es möglich ist, jahrelang häufig Liebe zu machen – ohne Ejakulation. Es ist nicht so, als würde ein Mann wie ein Ballon anschwellen und schließlich platzen, weil er seinen Samen nicht losgeworden ist! Der Körper ersetzt nur die Samen, die verloren gehen. Er stellt nicht ununterbrochen Samen her. Warum sollte er das auch tun? Es besteht keinerlei körperliche Gefahr für einen Mann, der sehr lange Zeit keine Ejakulation hat. Vielleicht kommt es dann manchmal nachts zu spontanen Samenergüssen. Doch diese werden im Laufe der Zeit immer seltener.

Setze deinen Samen nur für die Empfängnis ein

Ein Mann kann, wenn er es wählt, nur bei einer gewollten Zeugung ejakulieren. Natürlich ist das keine strikte und allgemeingültige Regel, die wir hier anregen. Ein Mann sollte sich einfach dessen bewusst sein, dass er entscheiden kann, nur dann zu ejakulieren, wenn er und die Frau ein Kind wollen. Sie wählen die Zeit des Eisprungs der Frau und er entscheidet sich, zu ejakulieren. Durch diese bewusste Ejakulation wird auch die Empfängnis zu einem ebenso bewussten Ereignis. Wenn ein Mann auf diese Weise ejakuliert, kann er seinen Samen mit einem bestimmten Wunsch oder einer Vision „einpflanzen". Das ist ein ganz anderes Erlebnis, als die zufällige Empfängnis, die normalerweise stattfindet. Es gibt mehrere verschiedene Methoden, den Eisprung ganz einfach zu bestimmen.

Die Identifikation der Frau mit der männlichen Ejakulation

Männer sollten sich darüber im Klaren sein, dass Frauen sich häufig mit dem Orgasmus und der Ejakulation ihres Mannes identifizieren. In diesen paar Momenten hat die Frau das Gefühl, dass sich der Mann ihr hingibt. Und das ist für die Frau eine Art Bestätigung. Die Ironie liegt darin, dass sie in Wirklichkeit beim Mann die oben beschriebenen Symptome hervorruft, zu denen es nach einer Ejakulation kommt. Sie nimmt ihm – und ohne es zu wissen auch sich selbst – die Kraft. Der Fluss von Intimität und Liebe wird stark beeeinträchtigt oder unterbrochen.

Meistens kommt uns dieser „Bruch“ in der Verbindung zwischen Mann und Frau ganz normal vor. Wir kommen gar nicht auf die Idee, dass es etwas mit der Art und Weise zu tun hat, wie wir Liebe machen. Wir denken: Das ist ganz normal – so ist es eben.

Ein Mann kann damit beginnen, die Zeugungsenergie in seinem Körper zu lassen und damit experimentieren. Dann wird er erleben, dass sich etwas wandelt. Er wird sich selbst als ganz anderen Menschen erleben – auch im Alltag. Männer berichten von freudigen Gefühlen, die in ihr Herz aufsteigen. Sie berichten auch von Leichtigkeit und Wärme, die ihren ganzen Körper und ihr Wesen zum Strahlen bringen.

Auch die Männer ihrerseits identifizieren sich meist mit dem Orgasmus ihrer Frau. Er gibt dem Mann die Bestätigung, dass er ein guter Liebhaber ist. Das baut sein männliches Ego auf. Doch Männer, bedenkt dabei, dass viele Frauen den Orgasmus nur vortäuschen. Das ist also nicht unbedingt ein verlässliches Feedback! Wenn der Mann die Frau zum Orgasmus gebracht hat, hat das einen großen Nachteil: Aufgrund der erhöhten Erregung und Spannung ejakuliert er fast immer ein paar Sekunden zu früh und schwächt sich damit selbst. Zum einen schwächt er sich durch den Energieverlust beim Samenerguss und dadurch, dass er die Ejakulation nicht genießen kann. Und zum anderen schwächt er sich dadurch, dass das Liebesspiel dann meist zu Ende ist und er den Fluss der Liebe nicht länger erleben kann.

Symptome nach der Ejakulation

Der Energieverlust nach der Ejakulation zeigt sich auf unterschiedliche Weise. Vielleicht kennst du das – du fühlst dich abgetrennt, verlierst das Interesse an der Partnerin, bist reizbar, müde und willst einfach nur noch „abschalten" oder schlafen. Die Energie hat sich erschöpft und löst eine Art von negativer Entspannung aus.

Ein junger, fünfundzwanzigjähriger Mann nahm an unserem einwöchigen Seminar für Paare teil. Er begann gleich während des Seminars damit, einige Tage lang zwei oder drei Mal täglich Liebe zu machen – dabei ejakulierte er nicht und behielt so die Energie bei sich. Er bemerkte, dass sich in seinem Körper und seinem Wesen eine deutlich andere Qualität zeigte: Er fühlte sich, als sei er im Paradies der Liebe angekommen. Er war „high" wie ein Drachenflieger. Am zweitletzten Tag entschied er sich dann, eine Ejakulation zu haben. Er wollte einfach ausprobieren, wie es sich anfühlte. Er erzählte uns, dass er von einer Sekunde zur anderen das Gefühl hatte, vom Himmel in die Hölle zu fallen. Die positive, inspirierende, belebende Kraft, die er in den Tagen zuvor in sich gespürt hatte, war auf der Stelle verschwunden. Seit dieser erschütternden Erfahrung weiß er um die emotionalen und körperlichen Zustände bei und nach der Ejakulation, er kann sie nun beobachten und erkennen. Seinen interessanten und präzise beobachteten Erfahrungsbericht findet ihr am Ende vom 9. Kapitel.

Die Vorteile von „kühlerem Sex"

Durch den Wandel des sexuellen Umgangs miteinander lösen sich viele persönliche Schwierigkeiten oder Beziehungsprobleme zwischen den Partnern. Beide Partner sind in einer Atmosphäre der Liebe, und aus ihren Augen strahlt Liebe. Bei Männern wandelt sich der Gesichtsausdruck völlig, wenn sie regelmäßig auf entspannte Weise und ohne Fokus auf den Orgasmus Liebe machen. Dieser Wandel ist wirklich bemerkenswert und sicher viel wirkungsvoller als jedes Lifting. Die rauen, kantigen und etwas missmutigen Furchen und Falten wandeln sich so, dass das Gesicht offener und voller wird. Das Gewebe erhält eine Infusion von *Chi, Prana* oder Lebenskraft. Diese Energiezufuhr lässt die Haut jünger, rosiger und strahlender erscheinen. Sein Körper steht mit beiden Beinen fest auf der Erde, das Herz ist weit offen, und die Augen strahlen.

Richte die Energie nach innen und nach oben

Beim konventionellen Sex fließt die Energie normalerweise nach unten und nach außen. Wenn du als Mann orgastische Zustände erleben willst, musst du es der Energie ermöglichen und erlauben, dass sie nach nach innen und nach oben fließt. Und das geschieht erst durch Entspannung. Ekstatische Erfahrungen entstehen dann, wenn sich der innerer Kanal öffnet, durch den die Energie aufsteigen und sich in unserem ganzen Inneren ausbreiten kann.

Der Mann kann dadurch die Lebensenergie seines Samens für sich nutzen und in sich zirkulieren lassen. Er „tankt" seinen Körper mit frischer Lebensenergie auf. Nur durch diese Entspannung kann ein Mann in den orgastischen Zustand kommen, der ihn auf einer sehr tiefen und friedlichen Ebene erfüllt. Und danach fühlt er sich erfrischt und verjüngt.

Das ist die spirituelle Ebene von Sex, die wir vorhin erwähnt haben. Es sind Erfahrungen, die jenseits der „oberflächlichen", konventionellen und reproduktiven sexuellen Ausdrucksweise liegen. Sie ereignen sich auf einer höheren Ebene.

Der Mann lässt seine Lebenskraft ganz gezielt nach innen und nach oben fließen. Dadurch erschafft er die Basis für solche Orgasmus-Erfahrungen. Er ist in jedem Moment präsent und bewusst – er ist nicht mehr mechanisch auf die Ejakulation fixiert. Er nimmt aufmerksam die feinen und köstlichen Empfindungen wahr, die sich in seinem Inneren entfalten.

Der innere Stab des Magnetismus

Vielleicht fragst du dich nun: Wie kommt es denn zu diesen anderen Zuständen? Was geht da vor sich? Die Orgasmuserfahrung des Mannes und der Frau können wir am einfachsten erklären, indem wir den menschlichen Körper mit einem Magneten vergleichen. Der Körper ist in der Tat einem Magneten sehr ähnlich. Er hat zwei entgegengesetzte Pole – Norden und Süden. Gewöhnlich wird der eine Pol als „positiv" bezeichnet, und der andere als „negativ". Welche Wörter, Bezeichnungen oder Symbole wir auch immer dafür nehmen – wir haben im Körper zwei gleichwertige, doch entgegengesetzt wirkende Pole. Durch diesen Unterschied entsteht ein „Potenzial", das eine „elektromagnetische" Strömung im Inneren des Körpers bewirkt. Es verstärkt auch das Energiefeld, das den Körper umgibt.

Im Tantra wird diese Erfahrung, bei der man ein Strömen im Inneren seines Körpers wahrnimmt, als das Erwachen des „inneren Stabs des Magnetismus" bezeichnet. Durch diese wunderbare „Konstruktion" sind Menschen in der Lage, den Zustand von Ekstase zu erleben – allein oder gemeinsam.

Neuere Studien über Chromosome bestätigen diese magnetische Beschaffenheit des Menschen. Auch die Wissenschaft sagt mittlerweile, dass der Mann zum Teil weiblich ist, die Frau zum Teil männlich. Jeder Mensch hat also beide Anteile in sich – den männlichen und den weiblichen Pol.

Der eine Pol ist das Herz, der andere Pol sind die Geschlechtsorgane. Das bedeutet, dass jeder Mensch auf einer höheren Ebene aufgrund seiner „Konstruktion" eine eigenständige Einheit ist. Jedem Menschen wohnt die Fähigkeit inne, Energie und Vitalität in sich selbst zirkulieren zu lassen. Genau das ist die Erfahrung von „innerem Sex" – der am höchsten entwickelten Art des menschlichen sexuellen Erlebens.

Erfahrungsbericht von einem Ganzkörper-Orgasmus

„Dies ist die Geschichte, wie ich zum ersten Mal eine andere Art von Orgasmus erlebt habe: Ich bin in Indien im Jahre 1993. Ich bin seit über einem Monat hier und habe jeden Tag intensiv meditiert. Plötzlich verliebe ich mich. Es geschieht in einem kurzen Augenblick – einfach dadurch, dass ich die Frau anschaue. Wir begegnen uns am ersten Tag einer meditativen Therapiegruppe, die drei Wochen dauert. Und nach einigen Wochen Verliebtheit und Turteln treffen wir uns bei ihr zu Hause und machen Liebe. Nach einem langen Vorspiel kommen wir zum eigentlichen Akt. Seit ich in Indien angekommen war, hatte ich keinen sexuellen Kontakt mit einer Frau gehabt. Ich bin in einem Freudentaumel, dass ich nun mit der Frau Liebe mache, die ich am meisten auf der ganzen Welt begehre. Doch ich habe auch Angst – die klassische Angst des Mannes, die manchmal als „Leistungsdruck" bezeichnet wird, die mir Gedanken durch den Kopf schießen lässt, wie: „Ich habe seit langem keinen Sex gehabt, hoffentlich komme ich nicht sofort!"

Für mich war die erste sexuelle Begegnung mit einer Frau immer so etwas wie ein Test: Wenn das Gefühl echt ist, geht alles gut, und auch auf der körperlichen Ebene ist die

Erfahrung für beide Partner befriedigend. Wenn es kein echtes, energetisches Gefühl ist, sondern der Verstand dazwischen kommt, dann ist die Erfahrung nicht befriedigend. Und heute Abend sind die besten Bedingungen vorhanden. Das Herz ist da, unsere Körper mögen sich, und – was sehr wichtig ist – wir beide meditieren regelmäßig. Ich bin schon immer ein sensibler Mann gewesen, doch der heutige Abend ist pure Magie. Ich kann fühlen, was sie fühlt, und ich weiß genau, wo, wie und wann ich sie berühren soll. Ich habe wirklich das Gefühl eins mit ihr zu sein. Und die Umarmung dauert sehr lange, alle ängstlichen Gedanken sind völlig verschwunden, und ich bin vollkommen entspannt.
Und dann kommt der Moment, in dem sie zum Orgasmus gelangt. Ich bin ebenso gefangen von der Steigerung der Lust, die oft zu dem kurzen, kleinen Abspritzen führt, das wir normalerweise als den „männlichen Orgasmus" bezeichnen. Diesmal ist es jedoch anders: Am Anfang geht alles wie immer, die Energie konzentriert sich auf den Penis und ist bereit, sich nach außen zu verstreuen. Doch diesmal geht die Energie nicht nach außen, sondern fließt nach oben durch den ganzen Körper und nimmt die Form von starken Wellen an, die mich erbeben lassen. Ich kann dieses Phänomen als ein Zittern beschreiben, mein Körper kann nicht mehr still halten, Hitze, eine Art von innerem Kribbeln, überall Wellen der Lust – vielleicht können Frauen verstehen, was ich meine... Diese Wellen sind nicht mehr auf den Penis beschränkt, sondern gehen durch den ganzen Körper bis hinauf in den Kopf. Es ist eine ganz andere Erfahrung als der normale männliche Orgasmus. Dieser ist ähnlich, allerdings nur auf die paar Zentimeter konzentriert, die von der Basis bis zur Spitze des Penis reichen. Es findet keine Ejakulation statt, dafür kommen

lange Wellen der Lust. Am Anfang kommen sie mit nur wenigen Sekunden Pause dazwischen, dann kommen sie seltener, mit längeren Pausen.
Und ich spüre, wie die Energie durch meinen Körper geht und von mir zu ihr fließt, durch ihren Körper fließt und durch den Kontakt von Penis und Vagina von ihr in meinen Körper zurückfließt. Ich merke, dass durch einen leichten Kontakt mit unseren Zungen die Wellen noch viel leichter von meinem Körper in ihren Körper fließen und so einen „Engelskreis" erzeugen, der noch lange andauert und schließlich ganz langsam abklingt... Und es ist wundervoll, zusammen zu liegen, uns zu umarmen und das Beben der Körper zu beobachten, wie die Energiewellen durch das Rückgrat hinauf und hinab fließen und wir diesen Zustand der Ekstase austauschen und uns unzählige Male gegenseitig aufladen. Und als sich die Wellen beruhigen und mein Ozean wieder still wird, habe ich die Symptome wie nach einem normalen Orgasmus: der Penis wird wieder weich und alle meine Glieder sind entspannt.
Nach diesem ersten Mal ist dasselbe immer wieder geschehen, doch nicht immer. Diese Art von Orgasmus, der sogenannte „Tal-Orgasmus", geschieht einfach ganz von selbst; ich kann nichts dafür tun. Ich kann nur ermöglichen, dass es geschieht, indem ich entspannt bin. Der größte Unterschied zu einem traditionellen Orgasmus besteht darin, dass ich nach dem Liebesakt weniger Zeit brauche, um wieder bereit zu sein. Ich habe keine Energie verschwendet – stattdessen habe ich Energie gewonnen, und das Lustgefühl ist unverändert da. Und nach einer Nacht mit solchen Orgasmen brauche ich nur wenige Stunden Schlaf; nach zwei Stunden – das heißt viel weniger als normal – fühle ich mich richtig gut und stehe vollkommen erfrischt wieder auf. Und wenn ich nicht ejakuliere,

kann ich viele Stunden lang Liebe machen. Natürlich meine ich damit nicht das langweilige „Rein und Raus", das wir normalerweise als den Liebesakt ansehen... Ich meine damit, dass ich der Energie folge und mich von ihr leiten lasse: Wenn die Energie meine Bewegungen nach oben und unten gehen lässt, gut; wenn sie mich langsamer werden lässt, bis ich mich fast nicht mehr bewege, gut; wenn sie mich aufhören lässt, dann höre ich auf, warte still ab, fühle, was in meinem Körper oder im Körper meiner Partnerin geschieht, spüre den Austausch der Energie, die durch meinen Penis geht.
Am wichtigsten sind für mich die folgenden Dinge: Als erstes ist es wichtig entspannt zu sein; wenn ich spüre, dass die Lust sehr intensiv wird, erinnere ich mich daran, mich zu entspannen – anstatt mich anzuspannen, wie ich es normalerweise getan hätte. Besonders wichtig ist es, dass ich den Analbereich entspanne. Dadurch kann die Energie frei fließen – anstatt dort blockiert zu werden. Das Zweite, was sehr wichtig ist, ist Meditation: Ich habe bemerkt, dass es viel wahrscheinlicher ist, einen solchen Orgasmus zu haben, wenn ich regelmäßig meditiere – doch das ist keine Regel. Und ich glaube nicht, dass es wichtig ist, Tantratechniken zu kennen. Damals im Jahr 1993 hatte ich keine Ahnung von dieser Fähigkeit in mir; ich war selbst überrascht, völlig verwundert! Was geschieht mit mir? Es macht ja wirklich Spaß – doch bin ich vielleicht krank? Es dauerte mehrere Jahre, bis ich euch beiden im Jahr 2000 begegnete, um etwas über den Energiekreislauf im männlichen und weiblichen Körper zu lernen. Seitdem hat sich auch mein Verstand entspannt."

4. Die weibliche Umgebung: gleichwertige und entgegengesetzte Kraft

„Tantra sagt: Bleibt einfach da. Eine Flucht ist ohnehin unmöglich. Nutzt lieber die Natur selbst, um zu transzendieren. Kämpft nicht gegen sie an. Akzeptiert die Natur, um sie zu transzendieren. Wenn du diese Vereinigung mit deiner Geliebten oder deinem Liebhaber verlängerst ohne an ein Ende zu denken, dann kannst du einfach am Anfang bleiben. Erregung ist Energie. Du kannst sie verlieren; du kannst zu einem Höhepunkt kommen. Dann geht die Energie verloren und darauf folgt eine Depression, darauf folgt eine Schwäche. Du kannst es als Entspannung betrachten, sie ist jedoch negativ. Tantra gibt euch die Dimension einer höheren Entspannung, die positiv ist. Wenn beide Partner miteinander verschmelzen, geben sie sich gegenseitig Lebensenergie. Sie werden zu einem Kreis, und ihre Energie beginnt sich im Kreis zu bewegen. Sie geben einander Leben; erneuern das Leben. Es geht keine Energie verloren. Stattdessen wird Energie gewonnen, da durch den Kontakt mit dem anderen Geschlecht jede einzelne Zelle von dir herausgefordert und angeregt wird. Und wenn ihr in diese Erregung hineinschmelzen könnt, ohne sie zum Höhepunkt zu führen, wenn ihr am Anfang bleiben könnt, ohne heiß zu werden, sondern einfach nur warm bleibt, dann begegnen sich diese beiden „Wärmen" und ihr könnt den Akt über eine sehr lange Zeit ausdehnen. Ohne zu ejakulieren, ohne die Energie hinauszuwerfen, wird er zur Meditation, und dadurch werdet ihr ganz. Dadurch wird eure gespaltene Persönlichkeit nicht mehr gespalten sein; sie wird überbrückt."

Osho, Das Buch der Geheimnisse

Männer und Frauen sind nicht gleich und doch gleichwertig

DIE MEISTEN MÄNNER BEGREIFEN NICHT WIRKLICH, WARUM ihre Frauen nicht so oft für Sex offen sind, wie sie es gerne hätten. Der scheinbare „Mangel“ an Interesse bei der Frau liegt einfach darin, dass wir so wenig über unsere unterschiedlichen sexuellen Systeme wissen. Es ist kaum bekannt, was der eigentliche Unterschied zwischen Mann und Frau ist. Und es ist kaum bekannt, wie diese tief sitzenden Unterschiede unsere jeweiligen „Rollen“ während der sexuellen Vereinigung „formen“. Wenn wir die Unterschiede zwischen uns erkennen, können wir mit einem Zusammenspiel zwischen männlichen und weiblichen Kräften beginnen. Wir können als Einheit „zusammenarbeiten“ und unser sexuelles Potenzial aufdecken und entdecken.

Um tiefere Einsichten darüber zu erhalten, welches Potenzial im Menschen schlummert, können wir auf die Jahrtausende alten tantrischen Schriften zurückgreifen. Diese uralten Quellen schenken uns einige erstaunliche Informationen. Es wäre gut gewesen, wenn wir schon in unserer Kindheit davon erfahren hätten. Diese Informationen hätten uns auf unserem Weg in unsere Sexualität helfen und uns inspirieren können. Diese alchemistischen Wahrheiten wurden über die Jahrhunderte weitergegeben – verehrt als das heilige Wissen der Alten. Einige davon sind heute auch schon wissenschaftlich nachgewiesen.

Männliche und weibliche Aspekte in jedem Menschen

Am Ende des vorangegangenen Kapitels haben wir beschrieben, dass wir den Menschen mit einem Magneten vergleichen können. Wir alle haben einen „inneren Magneten“ in uns, der zwei Pole hat – einen männlichen und einen weiblichen Pol. Zwischen diesen beiden gegensätzlichen Polen bildet sich der „Stab des

Magnetismus“. Wenn wir diesen erwecken, nehmen wir einen elektromagnetischen Strom im Inneren unseres Körpers wahr. Diese feine innere Wahrnehmung ist eine Begleiterscheinung der inneren männlichen und weiblichen Kräfte, die sich gegenseitig beeinflussen. Diese zweigeschlechtliche Natur des Menschen ist das Fundament für Tantra. Und sie ist gleichzeitig auch die biologische Basis für Orgasmus-Erfahrungen und ekstatische Zustände.

Gleichwertige, gegensätzliche und sich ergänzende Kräfte

Von besonderer Bedeutung ist bei der zweigeschlechtlichen Natur des Menschen, dass die beiden Kräfte „gleichwertige“ Kräfte sind. Keine ist mehr, keine ist weniger. Die Kräfte sind ausgewogen – genau Fifty-Fifty. Gleichzeitig wirken die beiden Pole jedoch auch als „gegensätzliche“ Kräfte aufeinander. Die Pole sind ebenbürtige, doch gegensätzliche Kräfte. Sie sind also keine identischen Kräfte. Das Männliche steht für eine nach außen gerichtete „positive“ oder „dynamische“ Kraft. Das Weibliche steht für eine empfängliche, „negative“ oder „passive“ Kraft.

Die Eigenschaften „empfänglich“ und „dynamisch“ sind einander diametral entgegengesetzt und gleichzeitig ergänzen sie sich. Sie stehen in einer Wechselbeziehung miteinander und fördern sich gegenseitig. Tatsächlich können sie ohne einander gar nicht existieren. Genau wie es Elektrizität nicht ohne die zwei Pole, Plus und Minus, geben kann, so kann kein Wesen – auch kein Körper – ohne diese beiden Pole sein. Der weibliche und der männliche Pol – das sind die universalen Kräfte von Yin und Yang.

Der dynamische und der empfängliche Pol im männlichen Körper

Im Körper eines Mannes entsprechen die Genitalien dem männlichen Pol – die Brust und das Herz dem weiblichen Pol. Dasselbe gilt umgekehrt für die Frau: Bei ihr liegt der männliche Pol in den Brüsten und Brustwarzen und der weibliche Pol in den Genitalien. Wenn Mann und Frau sich aufrecht gegenüberstehen – und auch wenn sie liegen – ist der Mann wie ein Magnet, der auf dem Kopf steht. Der positive Pol (Norden) ist unten und der Minus-Pol (Süden) ist oben. Die Frau ist auch ein aufrecht stehender Magnet. Nur ist sie genau umgekehrt gepolt – der positive Pol (Norden) ist oben und der Minuspol (Süden) unten.

Gegensätze ziehen sich an

Wenn Mann und Frau zusammenkommen und sich zum Beispiel umarmen, dann begegnen sich ihre Körper mit den entgegengesetzten Polen auf gleicher Höhe. Die positiven und negativen Pole von beiden nähern sich einander an und begegnen sich gleichzeitig auf der Ebene der Genitalien und der Herzen. Durch den Magnetismus entsteht eine fühlbare Anziehungskraft zwischen den Körpern – denn Gegensätze ziehen sich an. Genau wie bei zwei Magneten, die wir mit den entgegensetzten Polen zusammenbringen, ist eine große Anziehungskraft da. Zusätzlich verstärken sich die Magnetfelder der beiden einzelnen Magneten erheblich, sowie auch das „Energiefeld“, das beide Magneten insgesamt umgibt. Dasselbe geschieht bei zwei Körpern, wenn sie gegensätzlich gepolt sind. So wie bei zwei Magneten, deren gegenüberliegende Enden zusammenkommen, beginnt die Energie intensiv zu zirkulieren – bei jedem einzelnen und auch gemeinsam.

Im Allgemeinen ist der Mann dynamisch und die Frau empfänglich

Der Körper des Mannes enthält beide Pole. Doch der männliche, dynamische Aspekt ist der „äußere" Aspekt, während der weibliche, empfängliche Aspekt bei ihm der innere Aspekt ist. Im Körper der Frau gilt das Umgekehrte: Der weibliche, empfängliche Aspekt ist der „äußere", während der männliche, dynamische Aspekt „innen" ist.

Auch wenn nur ein Aspekt äußerlich erkennbar ist, sind beide Aspekte immer zusammen vorhanden. Normalerweise bedeutet dies, dass beim Mann das Männliche vorherrscht. Er ist körperlich und energetisch eine dynamische Kraft. Bei der Frau herrscht das Weibliche vor, sie ist eine empfängliche Kraft.

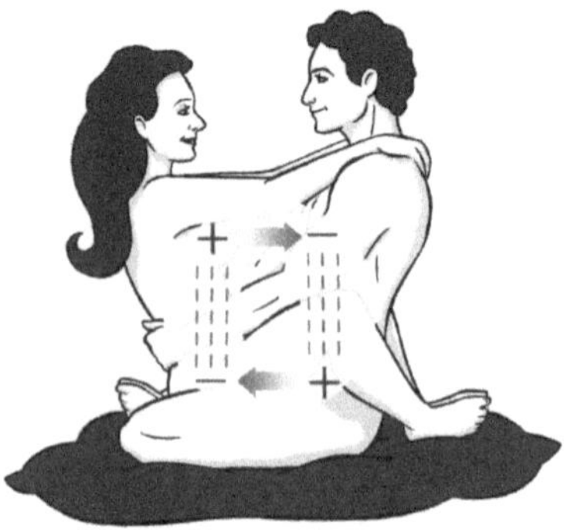

Die inneren Magneten von Mann und Frau mit den „Magnetstäben".

Die Abbildung zeigt die inneren Magneten von Mann und Frau mit den Polen, dem „Magnetstab" und dem potenziellen kreisförmigen Energiefluss, wenn sie in der Yab-Yum-Stellung sitzen.

Deshalb sind die Genitalien gleichwertige und entgegengesetzte Kräfte: Die Eigenschaften dieser Kräfte, die spezifischen Polaritätsunterschiede zwischen Mann und Frau, erstrecken sich bis in das Gewebe der Genitalien hinein. Auch die Form des männlichen Penis zeigt, dass er ein Gebilde ist, aus dem die Energie hervorgehen und hinaus fließen kann. Ebenso ist die Vagina als Kanal oder „Empfänger" geformt, sie hat die Fähigkeit zu empfangen, aufzunehmen und die entgegengesetzte Kraft „anzuziehen".

Energetisch und körperlich ergänzen sich unsere gleichen und gegensätzlichen Kräfte. Sie passen zusammen und werden so zu einer Einheit. Durch die Verbindung von Penis und Vagina entsteht ein Ganzes. Der dynamische Pol des Mannes begegnet dem empfänglichen Pol der Frau und erfüllt ihn. Und sie nimmt diesen männlichen Pol in sich auf.

Wenn sie getrennt voneinander sind, sind sie zwei „unvollständige" Hälften. Die tantrischen Meister weisen darauf hin, dass die Suche nach Sex, die Sehnsucht nach Sex im Grunde die tiefe Sehnsucht zeigt, diese Wiedervereinigung, diese Ganzheit und damit Frieden zu finden. Sie sagen, dass alles, was in der Existenz unvollständig ist, sich nach Vollkommenheit sehnt. Wenn man diese Polarität von den gleichwertigen, entgegengesetzten und sich ergänzenden Kräften wirklich begreift, wird klar, dass der Mensch nur scheinbar eine unabhängige Einheit für sich ist. Damit ein Mann die wirklichen männlichen Qualitäten einladen kann, braucht er die entsprechende Umgebung und sein Penis braucht ebenso die entsprechende Umgebung – die Vagina. Der Grad der Empfänglichkeit bestimmt und beeinflusst die Qualität der dynamischen Kraft. Eine dynamische Kraft kann nur dann dynamisch sein – also sich selbst erfahren – wenn der Gegenpol da ist, der sie auch empfängt. Und die dynamische Kraft kann umso dynamischer sein je größer die Empfänglichkeit ist. Beides ist untrennbar miteinander verbunden.

Erst durch Geben wird Empfangen möglich. Und erst durch Empfangen wird Geben möglich. Deshalb ist es für den Mann sehr bedeutsam, um seine eigene innere gleiche und auch um die entgegengesetzte Kraft in sich zu wissen. Es ist bedeutsam für ihn, beide Kräfte in sich zu achten. Dann kann er auch wahrnehmen, welch wesentliche Bedeutung die Kraft der weiblichen Empfänglichkeit für ihn hat.

Die Bedeutung der weiblichen Umgebung

Die Frau nimmt eine zentrale Rolle beim Sex ein. Es ist nämlich sehr bedeutsam, dass die Frau dich wirklich empfangen will. Nur dann kann sich die Vitalität deines Penis entfalten. Und du als Mann kannst herausfinden, wie du seine dynamischen Eigenschaften am besten wecken kannst.

Wenn du deinen Penis in den Körper der Frau einführst, achte die weibliche Energie, die deinen Penis umgibt. Nimm die Polaritätsunterschiede zwischen Mann und Frau wahr, entwickle sie, anstatt sie zu leugnen – dann kannst du das volle Potenzial beim Sex erleben. Wenn du die empfängliche Natur der Frau wirklich anerkennst, dann kannst auch du dich selbst als wirkliche männliche Kraft erfahren. Wenn du spürst, wie deine männliche Energie durch dich fließt und die Frau sie empfängt, wirst du dich zutiefst sexuell erfüllt fühlen.

Männliche und weibliche Kräfte sind unauflösbar von einander abhängig. Die weibliche „Umgebung" braucht eine entsprechende Vorbereitung. Erst dann kann sie den Gast mit Wärme willkommen heißen und empfangen. Wenn der Mann will, kann er grundsätzlich in jedem Moment zum Sex bereit sein. Das ist die Begleiterscheinung davon, dass er die positive dynamische Kraft ist. Die Frau ist ihrer Natur nach die empfängliche, „passive" Kraft, sie hat diese spontane Bereitschaft daher nicht.

Hat sie keine Lust auf Sex oder sogar Widerwillen gegen Sex, ist das keine bewusste Blockade oder gar Frigidität. Es zeigt vielmehr die Intelligenz ihres Körpers.

Der Körper der Frau braucht Zeit, um sich zu öffnen

Normalerweise möchte der Mann so schnell wie möglich in die Frau hinein. Dort „reinzukommen" ist meist sein primärer Fokus. Das hat oft mit seiner Angst zu tun, seine anfängliche Erektion zu verlieren. Wenn der Mann am „Eingang herumlungern" muss, während er auf die Frau wartet, kann er leicht seine Erektion verlieren. Und danach muss er vielleicht ziemlich lange warten, bis sie wiederkommt.

Ein großzügig angesetzter Zeitraum von einer Stunde bis hin zu drei Stunden ist für die meisten Frauen stimmig, so können sie sich in ihren Körper einfühlen und sich innerlich entspannen.

Der Mann kann sich und ihr Zeit geben – und einfach mit der Frau „sein". Vielleicht streichelt er sie liebevoll und weich – wie mit einer Feder. So kann sie sich innerlich weit öffnen, bevor er in sie hineingleitet. Und dann wird er staunen, wie wunderbar die Erfahrung ist, wenn die Vagina der Frau ihn „mit offenen Armen" empfängt. Wenn sein Penis langsam und bewusst in eine „einladende" und empfängliche Vagina hineingleitet, wandelt sich beides – die Erfahrung und dadurch auch der Mann.

Wenn eine Frau zu früh penetriert wird, ist sie noch nicht bereit, zu empfangen. Sie kann noch nicht vollkommen „Ja" dazu sagen, dass du in sie hineinkommst. Dann kann es sein, dass sich ihr Körper allmählich verschließt – wie wir bereits erwähnt haben. Ihr Interesse lässt nach und ihr Widerwillen nimmt zu.

In der ersten Verliebtheit sind die Herzen und Türen von beiden meist weit offen. Daher ist es für die Frau leicht, den Mann offen und jederzeit zu empfangen. Doch früher oder später wird sie es brauchen, dass der Mann ihr „Anderssein“ anerkennt. Nur dann kann sie den Sex auch in der Zukunft noch genießen. Und für den Mann gilt letztendlich das Gleiche!

Um euch dazu Mut zu machen, erzählen wir euch eine Geschichte: Ein achtzigjähriger Mann nahm mit seiner sechsundsiebzigjährigen Frau an einem unserer Workshops teil. Der Grund für ihre Teilnahme an der Gruppe war der Wunsch, noch einmal ein Abenteuer zu erleben. Und seit vier Jahren machen sie nun schon als tägliche Übung Liebe!

Wenn du in die Frau eindringst, bevor ihr Körper bereit ist, sich zu öffnen, ist es so, als würdest du mit dem Kopf gegen eine verschlossene Tür stoßen. Du kommst nur bis hierher und nicht weiter. Wenn dir jedoch klar ist, wie du anklopfen kannst – oder wenn du den Schlüssel zur Tür hast – wirst du bemerken, dass du sie leicht und oft öffnen kannst.

Der Schlüssel ist: Begreife, dass die Frau grundsätzlich langsamer ist als du. Ihr System braucht Vorbereitung, dann verändert sich deine sexuelle Erfahrung mit der Zeit und du wirst wissen, wie du wirklich erfüllend Liebe machen kannst. Die Energie fließt vom positiven zum negativen Pol – vom Penis in die Vagina. Das ist die Bewegungsrichtung – eine Tür öffnet sich, die Energie fließt. Wenn die Frau wirklich empfänglich ist, wird die direkte Verbindung von Penis und Vagina zu einer lebendigen, pulsierenden Einheit. Dieses Übereinstimmen führt zum Fließen und Austausch von Energie, Stärke und Lebenskraft.

Die Rolle der Klitoris ist weniger bedeutsam

Die Vagina ist von Natur aus viel bedeutsamer als die Klitoris – für den Mann wie für die Frau. Sie ist das empfangende Gefäß für seine dynamische Kraft. Normalerweise wird die Klitoris als gnädige Rettung angesehen. Sie ist die Sonne, um die sich alles dreht – dem Himmel sei Dank. Der Grund dafür ist, dass die Frau durch die Stimulation der Klitoris meist ganz einfach zum Orgasmus kommt. Die Stimulation der Klitoris verstärkt die Erregung. Doch tatsächlich wirkt sich das unmerklich „störend" auf die Empfänglichkeit der Vagina aus. Und das wiederum „stört" die Fähigkeit, den dynamischen Fluss aufzunehmen und zu empfangen. Das solltest du als Mann beachten. Die Stimulation der Klitoris macht zwar geil. Doch sie stiftet Verwirrung in der vaginalen Schwingung. Und das beeinträchtigt wiederum die Qualität der Empfänglichkeit und gleichzeitig die Kraft des männlichen Energieflusses.

Wenn der Mann Erfahrungen auf einer höheren Ebene machen will, ist es daher sinnvoll, den Pegel der Erregung niedrig zu halten. Das haben wir bereits im zweiten Kapitel erwähnt. Bei einer „kühlen" Annäherung von Mann und Frau, bleibt die Vagina frei von Spannungen, ihre Atmosphäre ist entspannt und empfänglich. Eine Frau kann ihren Mann sogar nichtsahnend zur Ejakulation treiben. Denn die Spannungen in der Vagina können die Ejakulation des Mannes „triggern".

Es kann sein, dass eine Frau auf ihre Klitoris fixiert ist, weil sie ihr so viel „Lust und Intensität" bereitet. Dann kann eine Frau lernen, ihre eigene Erregung zu beobachten. Sie kann lernen, sich in die Erregung hinein zu entspannen – anstatt sie aufzubauen. Damit ermöglicht sie dem Mann, viel länger Liebe zu machen. Und genauso kann der Mann den Liebesakt um Stunden verlängern, wenn er der Versuchung widersteht, die Erregung der Frau zu steigern.

Um die sexuelle Erfahrung auf eine höhere Ebene zu bringen, brauchen beide Partner Neugier und Wissen. Sie brauchen die Bereitschaft, Neues auszuprobieren und einen Schritt vom Bekannten ins Unbekannte tun zu wollen (Zur Klitoris schreiben wir noch ausführlicher im 8. Kapitel).

Die Rolle der Brüste für die weibliche Sexualität

Die große Frage ist: Wie klopft der Mann „richtig" an der Tür zum Himmel an? Es gibt einen Weg, der dazu führt, dass die sexuelle Energie der Frau wachsen kann. Dazu ist zuallererst der Richtungswechsel der Aufmerksamkeit bedeutsam – weg von der Vagina und der Klitoris hin zu den Brüsten. Das heißt der Mann verlagert seine Aufmerksamkeit vom „negativen" zum „positiven" Pol der Frau.

Die Brüste sind der positive, dynamische Pol, in dem die Energie erweckt wird. Sie sind der Schlüssel, um Zugang zum weiblichen Körper zu erhalten. Zuerst müssen die Brüste Energie bekommen, mit Bewusstheit und Leben gefüllt werden. Dann antwortet die Vagina und lädt den Penis ein. Durch die Brüste ist eine Frau in der Lage, die tiefsten orgastischen Zustände zu erleben. Vagina und Klitoris, die beim konventionellen Sex normalerweise der Ausgangspunkt sind, sind energetisch gesehen der passive, empfängliche Pol im weiblichen Körper. Doch diesen können Mann (und Frau) nur über die Brüste wirklich wecken und energetisieren.

Die Brüste sind das Tor, der Zugang zur Frau. Wenn ein Mann das weiß, dann kann er sich der Frau viel einfacher und „wissender" nähern: Er braucht bei seinem Versuch, alles richtig zu machen, nicht mehr so viel herumzurätseln oder an der Klitoris „herumzufummeln". Stattdessen kann er seine liebevolle Aufmerksamkeit den Brüsten geben. Und das geht ganz leicht – ohne jede Anstrengung. Es geht einfach darum, in deinen Händen zu „sein", ohne Absicht und ohne Plan. Eine warme Hand, welche die Brüste liebevoll umfasst und formt, ist genau richtig. Man sollte dabei nicht gleich die Brustwarzen stimulieren. Manche Frauen sind bei den Brustwarzen überempfindlich. Finde heraus, was deiner Frau am besten gefällt. Mehr zu den Brüsten und zum Vorspiel erfährst du im 7. Kapitel.

Mit Hilfe des uralten tantrischen Wissens ist es möglich, sich auf eine spannende Reise der Selbstentdeckung zu begeben. So kannst du deine wahre Männlichkeit erfahren. Dafür brauchst du eine revolutionäre neue Sichtweise vom Sex: Lerne, wie du im Sex „sein" kannst - statt zu „tun". Entdecke, „wie" Sex wirklich funktioniert. Das ist die wesentliche Grundlage für ein aktives Liebesleben und eine liebevolle, freudige Beziehung.

Der Schlüssel ist: Sieh die Frau als Ergänzung – und nicht als gleich. Verringere die direkte Stimulation der Vagina und der Klitoris auf ein Minimum. Konzentriere dich auf ihre Brüste. Dann wirst du leicht Zugang zu ihrem Körper finden. Erst wenn sich der weibliche Körper öffnet, entsteht die empfängliche Umgebung, die die männliche Energie zum Fließen einlädt. Wenn das sexuelle Erleben der Frau begrenzt ist, ist auch das sexuelle Erleben des Mannes begrenzt

Von der Sensation zur Sensibilität

Es ist grundsätzlich bedeutsam, dass wir uns von der Sensation – den „überwältigenden" Sinneseindrücken – und der starken Erregung verabschieden. Wir richten unsere Aufmerksamkeit vielmehr auf die Sensibilität, um die feinstofflichen, energetischen Vorgänge in der Natur wahrzunehmen. So begreifen wir den Liebesakt neu als ein Zusammenspiel von dynamischen und empfänglichen Eigenschaften. Erst dann können wir über unsere gewöhnlichen sexuellen Erfahrungen hinausgehen.

Wenn ein Mann seine Sensibilität entwickelt – und nicht mehr Sensationen sucht, entwickelt er gleichzeitig seine wahrhaft männlichen Qualitäten. Er ist in seinem Penis präsent. Und er empfindet eine tiefe Wertschätzung für die ihn umhüllende Scheide. Er weiß um den Wert der Verbindung des Männlichen mit dem Weiblichen innerhalb der Vagina. Erst dann kann seine männliche Energie frei fließen und damit macht er eine tiefe und erfüllende Verbindung möglich.

Die Atmosphäre in der Vagina spielt die entscheidende Rolle dafür, dass sich der Mann als echter Mann erfährt. Dadurch wird eine natürliche, biologische Ekstase möglich – ein Austausch, der sein inneres Wesen und jede Zelle seines Körpers erfüllt. Diese Art von Austausch geht weit über die Lust durch die Ejakulation und weit über die Lust durch sexuelle Fantasien hinaus.

Wenn der „Besitzer" seinem Penis traut, dann zeigt dieser seine natürliche Weisheit und Empfindsamkeit. Und wenn die weibliche Umgebung offen, warm und liebevoll ist, wird der Penis positiv darauf antworten und sich „ausdehnen". Es entsteht ein innerer Kraftfluss.

Wenn die weibliche Umgebung verschlossen, angespannt oder abweisend ist, wird der Penis wahrscheinlich schrumpfen und sich zurückziehen. Er verliert das Interesse – auch auf der Zellebene. Es ist für einen Mann eine zutiefst bewegende und berührende Erfahrung, wenn die Frau ihn in der Tiefe ihrer Vagina willkommen heißt.

5. Der Penis: ein potentes elektromagnetisches „Instrument"

„Und diese Verschmelzung sollte nicht unbewusst werden, sonst verpasst ihr das Wesentliche. Dann ist es vielleicht guter Sex, doch es findet keine Transformation statt. Das ist schön und gut; nichts ist falsch daran, doch es ist keine Transformation. Und wenn ihr unbewusst bleibt, bewegt ihr euch immer in denselben alten Gleisen. Immer wieder wollt ihr dieselbe Erfahrung machen. Es ist bis zu einem gewissen Punkt eine schöne Erfahrung, doch sie wird bald zur Routine. Und jedes Mal, wenn ihr Sex habt, entsteht wieder neues Verlangen danach. Je mehr ihr davon habt, desto mehr wollt ihr davon haben – ihr geratet in einen Teufelskreis. Ihr wachst nicht, sondern ihr bewegt euch nur im Kreis.

Sich im Kreis zu bewegen ist nicht gut, denn dann findet kein Wachstum statt. Ihr vergeudet einfach die Energie. Auch wenn es eine gute Erfahrung ist, vergeudet ihr die Energie, weil viel mehr möglich gewesen wäre. Dabei liegt es so nahe, ihr brauchtet euch nur umzuschauen, und viel mehr wäre möglich. Mit derselben Energie könntet ihr das Göttliche erlangen. Mit derselben Energie wäre die höchste Ekstase möglich, und ihr vergeudet diese Energie für flüchtige Erfahrungen. Und im Laufe der Zeit werden euch diese Erfahrungen langweilen, denn alles, was sich ständig wiederholt, wird langweilig. Wenn das Neue einmal vorbei ist, kommt die Langeweile. Wenn du wach bleibst, wirst du sehen, wie sich zuerst die Energie im Körper wandelt, als Zweites verschwinden die Gedanken aus dem Kopf, und als Drittes verschwindet das Ego vom Herzen. Und wenn dieser dritte Punkt erreicht ist, hat sich diese Energie, deine Sexenergie, in meditative Energie gewandelt."

Osho, Mein Weg – der Weg der weißen Wolke

EIN MANN, DER SEINEN PENIS ALS GÖTTLICHES „INSTRUMENT" der Liebe und Ekstase erlebt, entwickelt tiefes Vertrauen zu seiner Männlichkeit – diese Qualität ruht leicht und sanft in der Mitte seines Wesens. Er hat gelernt, auf seinen Körper zu hören. Er liebt und achtet seinen Penis. Und er hat begriffen, was es bedeutet, im Zusammensein mit der Frau „männlich zu sein". Er weiß um den Ursprung seiner Erektion. Und er kann seine Ejakulation steuern – und nicht umgekehrt. Dann kann er Liebe machen, so lange er will. Er kann einen entspannten zeitlosen Raum erschaffen. Dadurch ermöglicht er der Frau – als gleichwertiger und entgegengesetzter Kraft – erfüllende Sexualität. Und er findet diese Erfüllung dann auch selbst.

Der Mann ist die dynamische Kraft und die Frau ist die empfängliche Kraft. Wenn beide mit ihrer jeweiligen Natur gut und tief in Kontakt sind, kommt bei der Begegnung der gegensätzlichen Polaritäten eine innere Bewegung in Gang. Die ganz natürlichen Kreisläufe des Gebens und Nehmens beginnen. Der Mann gibt der Frau, und sie empfängt vom Mann. Dann gibt die Frau dem Mann, und er empfängt von der Frau. Es ist für einen Mann ein Segen, von einer Frau auf diese Weise Liebe zu empfangen. Viele Männer haben das sicher schon erlebt – wenn auch wahrscheinlich nur für einen kurzen Augenblick. Es gibt nichts, was im Leben eines Mannes so bereichernd und bedeutsam ist. Es ist wie ein „Bad" in der weiblichen Essenz, dem göttlichen Nektar der Weiblichkeit. Wenn er von dieser reinen Süße kosten kann, ist das eine Erfahrung, die einen Mann auf magische Weise in seine Kraft bringt. Und sein liebender Penis weckt diese Liebe in der Frau. Solche verzaubernden Erfahrungen sind die wahren Früchte der sexuellen Vereinigung. Doch – wie wir wissen – geschehen sie nur sehr selten.

Normalerweise machen wir ähnlich magische Erfahrungen ganz von selbst nur zu Beginn einer Beziehung. Wir machen sie dann, wenn die Situation noch frisch und neu ist. Die Kunst besteht darin, die „Neuheit“ immer wieder zu erschaffen – und nicht in Gewohnheit zu versinken und sich gegenseitig als selbstverständlich zu betrachten.

Die sexuelle Prägung stört die natürlichen Kreisläufe

Nur sehr wenige Männer können über ihr Verhalten beim Sex und über ihre Ejakulation bewusst entscheiden. Diese Männer haben einen großen Vorteil – sie können stundenlang Liebe machen. Die meisten jedoch sind ständig in der Anspannung der Kontrolle. Dass sie kontrollieren müssen, hat damit zu tun, dass sie keinerlei Informationen über den tatsächlichen sexuellen Energiefluss bei Männern und Frauen haben.

Die meisten Menschen sammeln unbewusst seit frühester Kindheit Eindrücke und Vorstellungen über Sex. Dadurch bildet sich bei ihnen im Lauf der Zeit ihre sexuelle Prägung aus. Diese Prägungen verfälschen die natürliche Sexualität und das sexuelle Erleben.

In unserer Gesellschaft gibt es nach wie vor praktisch keine sexuelle Aufklärung, die den Menschen die wirkliche Natur und die Bedeutung von Sex nahebringt. Und Kinder und Jugendliche haben meist keine hilfreiche Begleitung, wenn sie in ihre Sexualität hineinwachsen. Sex ist und bleibt eine treibende Kraft. Doch gleichzeitig hat Sex auch etwas Verrufenes, etwas, das man fast wie ein Geheimnis mit sich herumträgt.

Die meisten Menschen sind dauernd auf irgendeine Weise mit Sex beschäftigt. Manche reden darüber , manche nicht. Und die, die darüber reden, reden häufig abschätzig oder sie machen Witze darüber. Kaum jemand erzählt von seinen Erfahrungen und tiefen Gefühlen oder fragt andere danach. Sex wird aus dem Körper ausgelagert und zu einem vorwiegend mentalen Aspekt. Er spielt sich in Gedanken, Fantasien und Träumen ab.

Sex verlässt den Körper – den Bereich des hautnahen Erlebens. Er wird zu etwas, woran die Menschen häufig denken – worüber sie tausend Mal öfter nachdenken, als es wirklich zu tun. Manchmal haben sie Sex nur mit sich allein – wie beim Masturbieren. Oder sie tun es, ohne wirklich im Kontakt mit einer Frau zu sein – zum Beispiel beim Voyeurismus oder im Internet.

Hat ein Mann dann endlich mit einer Frau Sex, greift er auf seine Erfahrungen aus der Vergangenheit und auf Vermutungen zurück und hofft inständig: Wenn nur alles gut geht!

Unter all den Schichten von Angeberei und Leistungsshow verbirgt sich vor allem eines: Seine sexuelle Unsicherheit. Sie nagt in der Tiefe seines Wesens an ihm und macht ihm Angst. Diese Unsicherheit kommt zu allen anderen Spannungen vor dem sexuellen Akt noch hinzu. Beides zusammen mündet in der Angst, dass er vielleicht die Kontrolle verlieren und insbesondere zu früh ejakulieren könnte. Durch seine sexuelle Prägung unterliegt der Mann einem folgenschweren Irrtum: er meint, es sei umso besser, je mehr er beim Sex tut, um ihn heiß und erregend zu machen – besser für ihn und für die Frau. Doch heißer Sex ist irreführend – auch wenn er attraktiv ist. Starke Erregung und Fantasien, bewirken meist, dass ein Mann vorzeitig ejakuliert (siehe 2. Kapitel). Daher dauern seine sexuellen Begegnungen dann auch meist nur wenige Minuten.

Es ist eine weitverbreitete Ansicht, dass der Penis eine Art Joy-Stick ist. Er dient zum Spaß, zur Ablenkung und zur Unterhaltung. Er ist eine Art Rubbel-Instrument, das nur dafür gemacht ist, sich rein und raus zu bewegen und auf diese Weise Reibung zwischen den beiden Organen zu bewirken. Reibung führt zu Lust, zu Übererregung und schließlich zu einer schnellen Ejakulation. Die übliche Sichtweise ist die, dass zum Sex viel Reibung gehört. Das entspricht der Vorstellung, dass man nur zwei Stöcke aneinander zu reiben braucht, um Hitze und schließlich ein Feuer zu bekommen. Wenn die sexuelle Hitze zum „Siedepunkt“ kommt, findet eine Entladung statt – begleitet von Sperma.

Im Laufe der Jahre tötet diese mechanische Aktivität der Reibung die angeborene Empfindsamkeit des Penis allmählich ab. Das Gewebe des Penis wird überladen und das bewirkt eine mehr oder weniger ausgeprägte Taubheit, Härte und Empfindungslosigkeit. Dadurch wird der Penis weniger ansprechbar. Er reagiert weniger bewusst und weniger empfänglich auf seine unmittelbare Umgebung – die Vagina. Manche Männer berichten uns, dass sie gar nicht mehr genug Erregung für eine Ejakulation aufbauen können, weil sich der Penis zu undurchlässig und unsensibel anfühlt. Auf lange Sicht wirken sich die mechanischen Bewegungen zum Nachteil für den Mann aus. Er spürt sich selbst allmählich immer weniger. Er verliert die Fähigkeit, sich in das Gewebe seines Penis hineinzufühlen und in seinem Penis präsent zu sein.

Penis und Vagina entsprechen sich

Um eine höhere Ebene der sexuellen Erfahrung zu erreichen, ist es erforderlich, dass ein Mann seinen Penis mit neuen Augen betrachtet – und auch die Art, wie er sich mit ihm im Inneren der Vagina bewegt. Es geht darum, die angeborene Weisheit seines Penis anzuerkennen und ihm Achtung und Vertrauen entgegenzubringen. Und dann kann er ganz neu lernen, seinen Penis mit Weisheit, Reife und einer Vision einzusetzen. Das bedeutet, sich auf einen ganz neuen, anderen Weg zu begeben.

In Wirklichkeit ist der Penis von Natur aus ein hochempfindliches, einfühlsames, „magnetisches Instrument“. Penis und Vagina sind zwar physische Organe, dennoch sind sie so „konstruiert“, dass sie auch auf feinstofflicher Ebene miteinander kommunizieren können. Der Mann ist der „positive“, dynamische

Pol und die Frau der „negative“, rezeptive Pol. Das männliche Prinzip ist die bewegende Kraft. Der gesamte Penis ist wie eine „Röhre“, eine Leitung, durch die sich die Lebenskraft vom Mann in die Frau hinein bewegt. Die Frau empfängt diese Kraft und „zieht“ sie in sich hinein.

Wenn wir mit den mechanischen Bewegungen beim Sex aufhören, können wir mit der Zeit feinere innere Erfahrungen machen. Solange wir beim Sex viel „tun“, haben wir keine Chance, uns zu entspannen und einfach in unserem Körper zu sein. Die beginnende Kommunikation zwischen den Geschlechtsorganen können wir als ein Pulsieren fühlen – wir nehmen Lebendigkeit auf einer feineren Zellebene wahr.

Die Vagina ist eine dem Penis ebenbürtige und entgegengesetzte Kraft. Das bedeutet, dass die beiden Pole verschiedenartige Qualitäten haben. Sie sind von Natur aus für ein „Happening“ wie geschaffen. Penis und Vagina entsprechen sich und passen perfekt zusammen. Wenn sie richtig polarisiert sind, dann können wir allmählich spüren, dass der Penis etwas aussendet: Es ist eine Art elektromagnetisches Strömen, das mit der Zeit immer ekstatischer wird. Dieses Gefühl breitet sich im ganzen Körper aus und wird zu einer Quelle des Friedens und der Freude. Wenn der Mann lernt, innerlich auf seinen Penis und mit seinem Penis zu „hören“, bekommt er zum Liebesakt wesentlich sensibleren Zugang.

Mangelnde Empfindsamkeit ist am Anfang ganz normal

Wenn du beginnst, mit Bewusstheit Liebe zu machen und mit „Stillsein“ experimentierst, kann es sein, dass du einen „Mangel“ an Empfindungen im Penis bemerkst. Ist es schwierig für dich, eine wirkliche Verbindung zu deinem Penis zu spüren? Entspanne und beruhige dich! Vielleicht hast du dieses hochempfindsame

„Geschöpf" einfach jahrelang ziemlich „geschunden"? Und jetzt ist noch dazu die ganze Stimulation und Intensität auf einmal weg. Wir können dir sagen: es ist ganz normal, dass du zunächst wenig oder gar nichts in deinem Penis empfindest!

Die gute Nachricht ist: Das wird sich schon bald wandeln. Die Empfindsamkeit wird durch die entspannte Form des Liebemachens mit Sicherheit in den Penis zurückkehren. Und sie kehrt meistens ziemlich schnell zurück.

Am achten und letzten Tag unserer Workshops stellen wir den Männern normalerweise die Frage: „Und fühlt sich dein Penis jetzt schon empfindsamer an?" Daraufhin heben immer fast alle die Hand. Sie können es bestätigen: Ja – in nur wenigen Tagen ist ihr Penis bereits deutlich empfindsamer geworden. Sie hörten mit den reibenden Bewegungen auf, sie verringerten das „Tun". Und dadurch konnten sie ihre Aufmerksamkeit auf die „innere" Bewusstheit und die Lebendigkeit ihres Penis richten. Die Energie folgt der Aufmerksamkeit. Die Geschwindigkeit, mit der sich der Körper regeneriert, ist wirklich erstaunlich. Er regeneriert sich vor allem dann besonders schnell, wenn er in einem entsprechenden Umfeld ist. Die Männer in unseren Gruppen bemerkten schon innerhalb weniger Tage einen Wandel in ihrer Empfindsamkeit. Und sie hatten ihren Penis sehr lange „mechanisch" benutzt – zum Teil dreißig, vierzig oder gar fünfzig Jahre lang! Der Körper hat das innere Bestreben, sich zu reinigen und ganz zu werden. Alles was er braucht, ist die Kooperationsbereitschaft des Menschen, der ihn bewohnt.

Die Kraft der inneren Bilder – ein Werkzeug zur Erhöhung der Sensibilität

Nehmen wir einmal an, dass du ohne Stimulation oder Bewegung wenig oder nichts in deinem Penis empfindest. Dann regen wir an, dass du die Kraft deiner inneren Bilder auf eine kreative Weise einsetzt. Möglicherweise hast du diese Fähigkeit früher genutzt, um wilde sexuelle Fantasien zu erschaffen. Du hast diese Fähigkeit, nutze sie! Wandle sie und erschaffe innere Bilder, die mit deiner neuen inneren Wirklichkeit übereinstimmen. So erschaffst du deine neue Wirklichkeit!

Die Kraft der inneren Bilder ist ein starkes Werkzeug. Sie wird dir helfen, die innere Wahrnehmung deines Penis auf der Zellebene zu wecken. Du kannst dir deinen Penis als „Kanal" für Potenz, Wärme, Liebe, Gold vorstellen – oder was immer deine innere Wahrnehmung, dein Gefühl, deinen inneren Fluss unterstützt. Die Energie folgt der Aufmerksamkeit. Wenn du also diese Bilder eine Weile vor deinem inneren Auge hast, wird die Erfahrung von Vitalität tatsächlich kommen. Du wirst beginnen, etwas zu fühlen.

Bei Fantasien ist es so: Wenn wir uns etwas vorstellen, das in Wirklichkeit gar nicht existiert, sind wir von der Situation im Hier und Jetzt weit entfernt – wir sind völlig abwesend. Richten wir hingegen unsere Fantasie auf etwas, das in Wirklichkeit im Körper tatsächlich vorhanden ist, dann hat sie die Macht, unsere Erfahrung auf eine höhere Ebene zu heben. Sie hilft dem Mann und öffnet ihm den Weg, seinen strahlenden Penis von innen zu erleben. Du kannst dir zum Beispiel vorstellen, dass durch ihn Vitalität, Liebe, Licht und Gold in die Frau strömen und fließen.

Von der Spitze zur Wurzel im Perineum

Im Allgemeinen neigt ein Mann dazu, seine Aufmerksamkeit auf die Spitze des Penis zu richten. Das ist natürlich, da er hier die Lust am intensivsten empfindet. Wenn du deinen Penis intensiver als „Kanal" oder als „Leitung" erfahren magst, ist es hilfreich, die Aufmerksamkeit von der Spitze wegzunehmen. Konzentriere dich stattdessen auf die Basis – auf den Bereich des Damms, des Perineums. Das Perineum ist ein kleiner Bereich, so groß wie eine Münze. Es hat knotige Muskeln und liegt direkt vor dem Anus. Hier befindet sich die Wurzel des Penis. Hier ist der Ursprung des Penis – hier kommen die Muskeln und das Gewebe, die den Penis formen, aus dem Körper heraus.

Richte deine Aufmerksamkeit während des Liebesakts ins Perineum und entspanne den After. Du kannst das immer wieder tun, wenn du merkst, dass deine Aufmerksamkeit abschweift und sich dieser Bereich wieder anspannt. Wenn du deinen After entspannst und dein Bewusstsein auf diese Basis gerichtet hältst, kannst du mit einiger Übung deinen Penis von innen als vollkommene Einheit fühlen. Er ist ein göttliches Instrument, das ganz feine Energien kanalisieren kann. Sie fließen dann von der Wurzel nach oben und strömen bis in die strahlende Spitze hinein und darüber hinaus. Nimm gleichzeitig die feinen Empfindungen im Kern deines Körpers wahr – nun, da dein innerer Magnetstab erwacht. Achte auch darauf, wie nun die Lebenskraft vielleicht schon nach oben steigt und dein Herz streichelt, das pulsierend lebendig wird.

Die Spitze des Penis ist ein hochsensibler Magnet

Die seidige, geschmeidig glatte und empfindliche Spitze des Penis zeugt von seinen starken magnetischen Eigenschaften. Die Spitze strahlt Lebenskraft, Energie und Potenz aus, die direkt mit der empfänglichen, entspannten und einladenden Umgebung der Vagina Kontakt aufnimmt. Die Spitze des Penis wirkt außerdem wie ein Katalysator, der äußerst heilsame Eigenschaften hat. Im 8. Kapitel wirst du mehr darüber erfahren. Wenn die Spitze des Penis an den entsprechenden entgegengesetzten Pol – die Vagina – „angeschlossen" ist, ist sie in der Lage, Zustände der Ekstase zu erzeugen. Barry Long sagt: Ein Mann sollte mit der Zeit zu seinem Penis werden, indem er durch Bewusstheit und Präsenz mit dem Penis verschmilzt.

Bei der konventionellen Art von Sex wird immer wieder gebetsmühlenartig die Größe des Penis betont – und das auch noch, wenn er nicht erigiert ist! Es unmöglich vom nicht erigierten Penis auf die Größe im erigierten Zustand zu schließen. Es gibt immer Überraschungen! Die landläufige Meinung ist: je größer, desto besser. Wir Männer schämen uns leicht oder fühlen uns unsicher im Hinblick auf unsere „Größe". Das mindert unsere Fähigkeit, unserem eigenen Penis zu trauen, ihn zu lieben und zu schätzen.

In der tantrischen Lehre sind Empfindsamkeit und Präsenz die zentralen Fähigkeiten – und nicht die Größe und die Leistung. Es stimmt wahrscheinlich, dass ein größerer Penis in der Vagina mehr Reibung erzeugen kann. Doch ein Penis, der groß, steif und hart ist, kann auch unsensibel sein. Wenn wir jedoch unsere Einstellung zum Sex wandeln, können wir beginnen, auf das feine Wechselspiel unserer Energien zu achten. Und das heißt: Jede Größe ist perfekt! Empfindsamkeit ist viel machtvoller und gewinnender als pure Größe. Viele Männer entdecken, dass der Penis, wenn er „halb erigiert" ist, in einem optimal aufnahmefähigen und empfindsamen Zustand ist. Und Frauen machen dieselbe Erfahrung.

Eine Frau öffnet sich spontan und „unwiderstehlich", wenn der Mann sich ihr bewusst nähert. Sie reagiert viel bereitwilliger und umfassender auf die einfühlsame und weiche Seite des Mannes als auf seine schnelle und harte Seite. Soweit es den Penis anbelangt, ist es viel bedeutsamer, wie du etwas tust, als das, was du tust. Der Penis ist von Natur aus ein intelligentes Organ. Er weiß selber ganz genau, was er zu tun hat und wie er sich zu bewegen hat. Also entspanne dich und erlaube deinem Penis einfach, seine natürliche Aufgabe wahrzunehmen.

1. Persönlicher Erfahrungsbericht eines Mannes

„In dem Seminar über sexuelle Liebe haben wir folgende Übung mehrmals wiederholt: Ich konzentrierte mich mit geschlossenen Augen nur auf meinen inneren Körper – auf das Gefühl von „Zuhause" in meinem Körper, um mit meinem Becken in Kontakt zu kommen. Es war immer eine schöne Erfahrung für mich, meine Aufmerksamkeit völlig nach innen und auf die dort aufkommenden Gefühle zu richten. Als ich mich mit mir selbst verbunden fühlte, öffnete ich langsam die Augen. Ich schaute dabei immer noch nach innen und wandte mich langsam meiner Partnerin zu, die dieselbe Übung machte. Während wir auf diese Weise langsam zusammenkamen, war ich voller Freude und Liebe. Ich merkte, dass mein Penis steif wurde. Ich wollte dieses angenehme Gefühl mit meiner Partnerin teilen und ihr zeigen, wie geil ich war. Früher hätte ich normalerweise meinen Penis an ihr gerieben.
Doch diesmal probierte ich etwas Neues aus: Ich blieb bei meinem Gefühl und spürte meinen Penis von innen. Ich bemerkte, wie von dort eine merkwürdige Energie ausging, meinen Körper füllte und nach oben zum Herzen stieg. Diese wunderbare Verbindung – dieser Strom vom Penis zum Herzen – war sehr erfüllend für mich und hat mich tief berührt. Und es geschah einfach nur dadurch, dass ich aufmerksam war und nicht automatisch mein Gefühl nach außen projizierte."

2. Persönlicher Erfahrungsbericht eines Mannes

„Eine Empfindung, die immer wieder kam, war das Gefühl, dass zwischen Penis und Vagina eine Art Tanz stattfand.

Als ich in meiner Frau war, nahm ich eine sanfte Bewegung zwischen uns wahr. So – als ob die Blätter eines Baums sanft in einer warmen Brise schaukelten oder als ob mein Penis von einer weichen, warmen Flüssigkeit umgeben wäre. Obwohl von außen gesehen sich unsere Körper nicht bewegten – waren meine Bewegungen tatsächlich in Harmonie mit ihren Bewegungen. Ich fühlte mich mit meiner Geliebten tief verbunden. Ich hatte das Gefühl von einem Tanz zwischen Mann und Frau. Wenn ich mich daran erinnere, frage ich mich: Was für ein Potenzial haben unsere Sexualorgane vielleicht noch in sich, von dem wir nicht die geringste Ahnung haben. Tantra ist ein wirkliches Abenteuer für mich. Meine Wahrnehmungen beim Liebemachen sind feiner, vielschichtiger und intensiver geworden. Das wirkt sich so aus, dass der Liebesakt mich viel tiefer berührt als früher. Er ist für mich bunter geworden und ich bin auf einer tieferen Ebene bewusster geworden. Sowohl die körperlichen als auch die energetischen Empfindungen haben sich vertieft.
Dazu mag ich von einer weiteren schönen Erfahrung berichten: Eines Morgens liebten wir uns, wir waren ineinander. Ich hatte das Gefühl, als wäre mein Penis von warmem, flüssigem Honig umgeben. Die Vagina meiner Frau war sehr weich und empfänglich. Ich war sehr präsent und fokussiert. Zwischen uns entstand ein gemeinsamer Raum. Es war ein heilsamer Raum, in dem meine Männlichkeit mit der Weiblichkeit meiner Geliebten zusammentraf. Energetisch war einfach ein Raum zwischen uns entstanden, in dem wir uns in völliger Freiheit lieben konnten. Nach einiger Zeit wechselten wir die Position. Plötzlich wurde meine Geliebte erregt und hatte einen Orgasmus. Danach fühlte sich ihre Vagina angespannt und eng an. Der Raum zwischen uns war verschwunden.

3. Persönlicher Erfahrungsbericht eines Mannes

„Eine neue Erfahrung ist für mich die Erektion meines Penis, ohne dass ich erregt bin. Bisher waren Erektion und Erregung immer untrennbar miteinander verbunden. Ich sehe zufällig eine sexy Frau, und peng! Mein Penis wird steif. Meine Frau berührt meinen Penis – peng ... Doch jetzt macht es „Peng" – ohne dass ich erregt bin. Erstaunlich! Dies geschieht allerdings nur, wenn wir ineinander sind und wenn ich präsent bin. Das heißt, wenn ich die Aufmerksamkeit auf mich selbst richte und entspannt bin. Es gibt noch zwei Faktoren, die es noch viel leichter machen: Wenn meine Partnerin auch präsent ist und wenn ich tief in ihrer Vagina bin. Meistens spüre ich dann einen starken Energiefluss in mir und zwischen uns. Alles um uns herum ist unwichtig. Ich bin eins mit mir und mit meiner Geliebten. Ich fühle mich gehalten, geliebt und einfach zu Hause in mir selbst und in allem, was ist."

6. Bewusstheit, Bewegung, „Hineingleiten“ und Erektion

„Bleibe am Anfang; geh nicht bis ans Ende. Wie bleibt man am Anfang? Du musst dich an Vieles erinnern. Erstens: Sieh den Liebesakt nicht als einen Weg, auf dem man irgendwohin geht. Sieh ihn nicht als Mittel zum Zweck; er ist reiner Selbstzweck. Er hat kein Ziel; er ist kein Mittel. Zweitens: Denke nicht an die Zukunft. Bleibe in der Gegenwart. Und wenn du zu Beginn des sexuellen Akts nicht in der Gegenwart bleiben kannst, dann kannst du nie in der Gegenwart bleiben, denn es ist die eigentliche Natur des Aktes, dass du in der Gegenwart ankommst. Bleibe in der Gegenwart.
Genieße die Begegnung von zwei Körpern, zwei Seelen, die ineinander zusammenfließen, die miteinander verschmelzen. Vergiss, dass du irgendwohin gehst. Bleibe im Moment, gehe nirgendwohin und verschmilz. Wärme, Liebe sollte eine Situation sein, in der zwei Personen miteinander verschmelzen. Deshalb findet ein sexueller Akt, wenn keine Liebe da ist, in Eile statt. Du benutzt den anderen; der andere ist nur ein Mittel. Und der andere benutzt dich. Ihr nutzt euch gegenseitig aus und verschmelzt nicht miteinander. Mit Liebe könnt ihr schmelzen. Dieses Schmelzen am Anfang wird dir viele neue Erkenntnisse geben.
Wenn ihr es nicht eilig habt, den Akt zu beenden, wird der Akt allmählich immer weniger sexuell und wird immer spiritueller. Auch die Geschlechtsorgane verschmelzen miteinander. Es findet eine tiefe, stille Vereinigung zwischen den beiden Körperenergien statt, und dann könnt ihr stundenlang zusammenbleiben. Dieses Zusammensein geht im Laufe der Zeit immer tiefer. Doch denkt dabei nicht. Bleibt im Moment, zutiefst verschmolzen. Es wird zur Ekstase, zum Samadhi,

zum kosmischen Bewusstsein. Und wenn ihr dies erfahren könnt, wenn ihr dies fühlen und realisieren könnt, wird euer sexuelles Denken nicht mehr sexuell sein.

Osho, Das Buch der Geheimnisse

Bewusstheit

ES KOMMT DARAUF AN, „WIE" DU ETWAS TUST – UND NICHT *„was" du* tust. Das wird in den einfachen und zutiefst bedeutungsvollen Worten Oshos klar. Er sagt: „Tantra ist die Transformation von Sex in Liebe durch Bewusstheit". Diese wenigen Worte sind die Essenz von Tantra. Es geht um Bewusstheit – nicht mehr und nicht weniger. Wenn wir beim Sex wach und bewusst sind, wandelt sich der Sex in Liebe. Diese Bewusstheit wandelt die Qualität des Sex vollkommen – und es entsteht ganz natürlich ein Duft, eine Atmosphäre von Liebe. Die Frau antwortet mit ihrem Herzen und ihrem Körper „pulsierend" auf einen Mann, der mit seinem vollen Bewusstsein in der Gegenwart ist.

Durch unseren Körper finden wir in den gegenwärtigen Moment

Normalerweise nehmen wir den „gegenwärtigen Moment" nicht bewusst wahr. Wir können ihn erst dann erleben, wenn wir Sekunde für Sekunde Bewusstheit in unseren Körper bringen. Damit haben wir das Werkzeug, den „Schlüssel" in unserer Hand, mit dem wir Zugang zur Gegenwart bekommen. Ja – wir erschaffen sie sogar! Wir brauchen uns nur unsere jeweilige Körperstellung, die Bewegungen und den Atem bewusst zu machen und dabei unsere gewohnten Anspannungen loszulassen. Der Körper existiert immer in der Gegenwart – nur der Verstand und die Gedanken schweifen in die Vergangenheit oder in die Zukunft ab. Es ist wichtig, dass der Mann zu allererst mit seinem eigenen Körper in Verbindung geht, bevor er sich der Frau zuwendet.

Richte deine Aufmerksamkeit in deinen Körper hinein – verabschiede dich von allen Fantasien und Gedanken. Sei in deinem Körper – anstatt nur um ihn herum zu kreisen. Das ist ganz einfach: Schließe die Augen und wende deinen Blick nach innen. Und dann tauche mit deiner Aufmerksamkeit nach innen und hinunter in deinen Körper. Finde einen Platz, der sich „gut" anfühlt – einen Raum, der sich wie „Zuhause" anfühlt. Dieser Platz kann irgendwo unterhalb des Kopfes sein. Finde einen Platz, der dir hilft, dich innerlich mit deinem Körper verbunden zu fühlen – so dass du dich gut „verankert" fühlst.

Wenn du dich in deinem ganzen Körper zu Hause fühlst, so ist das wunderbar. Und wenn es sich nirgendwo wie Zuhause anfühlt, ist es auch in Ordnung. Du wirst es dann vielleicht später fühlen. Bleib also ganz ruhig, wenn du nicht gleich einen Ort findest. Wenn wir dies anregen, betrachte es als Werkzeug – und nicht als eine besondere Technik. Es geht uns dabei wesentlich darum, dass du Bewusstheit in das Innere deines Körpers bringst – und deine Aufmerksamkeit nicht auf deine äußere Erscheinung richtest. Zu deinem inneren Körper gehören dein Fleisch, die Eingeweide, das Knochenmark und die lebendige Quelle im Inneren jeder Zelle. Und zu deinem inneren Körper gehören auch die kostbaren, feinen Schwingungen des Lebens, die in dir und durch dich hindurch fließen und strömen.

Am Anfang brauchst du einige Übung, um die feineren Empfindungen überhaupt wahrzunehmen. Doch du wirst bald den „Dreh" heraushaben, wenn du beginnst, die Weisheit deines Körpers aufrichtig zu lieben, zu ehren und auf sie zu achten. Wir erinnern uns gerne daran, wie ein Teilnehmer bei einem unserer Seminare vor ein paar Jahren sagte: „Es ist unglaublich.

Ich bin ein Mann von vierundfünfzig Jahren. Und keiner hat mir jemals gesagt, ich soll meinen Körper von innen fühlen. Und da drinnen ist das Paradies!"

Ein weiteres ermutigendes Beispiel ist Folgendes: Schon nach dem ersten Tag des Seminars meldete sich ein Mann und sagte: „Das ist ja alles gut und schön für euch, wenn ihr sagt, wir sollen die ganzen feinen, schönen inneren Empfindungen fühlen – ihr macht das seit über zwanzig Jahren – da ist es ja kein Wunder! Doch ich fühle überhaupt nichts." Wir versicherten ihm, dass er sich einfach nur mehr Zeit zu geben brauche und dass Übung den Meister mache. Die ganze Woche hörten wir von ihm nichts darüber, wie er zurecht kam. Deshalb fragten wir ihn am letzten Tag: „Und wie fühlst du dich jetzt in deinem Körper?" Er blickte uns an – seine Augen und sein Gesicht strahlten – und er sagte nur ein einziges Wort: „Unglaublich!"

Beobachte körperliche Spannungen, entspanne dich und atme

Normalerweise ist unser Körper an vielen Stellen unbewusst angespannt oder verkrampft – das heißt, wir bemerken die Spannungen gar nicht. Sie sind uns zur Gewohnheit geworden und „gehören" zu unserem Leben. Körperliche Spannungen „drücken" unser Energiesystem zusammen und verhindern, dass sich unsere Vitalität in unserem ganzen Körper ausbreiten kann. Es ist enorm hilfreich, wenn du beim Liebesakt deinen Körper die ganze Zeit von Kopf bis Fuß durchscannst und prüfst, wo Spannungen sind. Und dann entspanne dich genau an diesen Stellen! Klassische Spannungsbereiche sind der Kiefer (lasse los), der Mund (wende die nach unten hängenden Mundwinkel nach oben – ein kleines Lächeln hilft dir, um dich besser zu fühlen), die Schultern (lasse sie ein paar Zentimeter nach unten sinken), der Solarplexus (atme tief und bewusst hinein), der Bauch (lasse ihn entspannt raushängen), die Pobacken und der After (lasse los und lockere sie).

Viele Männer haben uns berichtet, dass der Druck zu ejakulieren nachlässt, wenn sie den Anus und die Pobacken während des Liebesakts immer wieder bewusst entspannen. Dadurch entsteht innerlich mehr Raum. Die Lebenskraft kann wieder besser zirkulieren und sich im ganzen Körper ausbreiten.

Werde dir deines Atems bewusst! Das wird ausgesprochen hilfreich sein, um über deinen Körper Zugang zum „gegenwärtigen Moment" zu bekommen. Atme sanft und tief durch das Zwerchfell in den Bauch und lass deine Energie in das Becken und das Perineum fließen (das Perineum liegt direkt vor dem Anus). Mache dir so oft wie möglich deinen Atem bewusst – und mache es so lange wie möglich. Die meisten Menschen neigen dazu, von der direkten Erfahrung des Einatmens und Ausatmens schnell wieder wegzudriften. Wenn du also bemerkst, dass dies bei dir auch so ist, dann komm zurück und sei „in" deinem eigenen Atem.

Augenkontakt und Kommunikation

Die meisten Menschen sind beim Liebesakt im Dunklen – ihre Augen sind geschlossen; und auch wenn es hell ist, schauen sie sich dabei kaum in die Augen.

Wir empfehlen: Schaut euch in die Augen! Das mag euch am Anfang vielleicht etwas merkwürdig vorkommen. Doch durch die Verbindung eurer Augen entsteht sofort ein Gefühl von Intimität und bringt euch mit der Gegenwart in Kontakt. Augenkontakt bedeutet, dass ihr euch auf eine von innen kommende, sanfte und empfängliche Weise anseht – und nicht, dass ihr euch nur äusserlich anstarrt. Es ist so, als würdest du deine

Partnerin oder deinen Partner einladen, zu dir hineinzukommen. Wenn ihr die Stellung wechselt, wenn du mit deinem Penis in deine Partnerin hineingehst oder während ihr dann einfach „ineinander seid", bleibt mit den Augen miteinander verbunden. Manchmal ist es auch hilfreich, die Augen für eine Weile zu schließen, um das Bewusstsein leichter wieder in euren Körper zu bringen, um wieder besser mit eurem Inneren in Kontakt zu kommen. Es ist gut, wenn ihr euch gegenseitig sagt, warum ihr die Augen zumacht, dann weiß der andere, warum ihr das tut.

Ihr könnt miteinander reden und euch sagen, was bei euch auf der inneren körperlichen Ebene gerade geschieht. Dadurch werdet ihr die Erfahrung des „gegenwärtigen Moments" intensiver erleben. Und ihr werdet staunen, wie viel intensiver die innere Erfahrung dadurch wird. Wenn ihr eure inneren Empfindungen, eure Gefühle aussprecht und euch gegenseitig bestätigt, werden sie auf ganz natürliche Weise intensiver – es ist einfach wunderbar! Wenn du die Feinheiten und den Energiefluss in deinem Körper wahrnimmst, wird er dich ganz unerwartet dafür belohnen! Nur wenige Worte reichen vollkommen aus, um deiner Partnerin zu „berichten", was du in dir selbst spürst – auf der Ebene von Körper, Herz und Seele. Du gibst ihr einfach einen „inneren Wetterbericht".

Es braucht dazu keine großartige Konversation oder Erklärung, sondern sag in ein paar Worten, was du innerlich fühlst. Dann ist es auch dir selbst bewusster und deine Partnerin braucht nicht zu raten, wie es dir geht. Deine Partnerin braucht nicht direkt darauf antworten – außer sie mag dir gleich sagen, was sie innerlich fühlt. Derartige „Körperberichte" sind ein wunderbarer Schlüssel, um der Gegenwart „auf der Spur" zu bleiben. Ihr könnt sie sowohl vor dem Liebesspiel machen – als eine Art Vorspiel und auch während des Liebesspiels selbst.

Achte die empfängliche Kraft!

Wir haben bereits in einem früheren Kapitel geschrieben, dass es ein deutlicher Vorteil ist, wenn die Frau empfänglich ist, um die männliche Kraft anzunehmen. Die Frau braucht ebenfalls die Gelegenheit, in ihren Körper hineinzugehen und in sich lebendig zu werden. Bei ihr als der empfänglichen Kraft wird es länger dauern als beim Mann, bis ihr Körper „warm" ist. Wenn du irgend kannst, warte also, bis deine Frau dir sagt, dass sie bereit ist, dich hineinzulassen. Hab Geduld , warte auf ein „Ja", auf eine Einladung. Frauen haben oft die Neigung, dem Druck des Mannes nachzugeben. Sie haben noch nicht gelernt, ihrem weiblichen System zu trauen und es zu ehren. Eigentlich haben viele Frauen schon jahrelang eindeutige Botschaften von ihrem Körper erhalten. Und dennoch haben sie die Neigung, dieses innere Wissen zu ignorieren. Sehr häufig und aus Gewohnheit fühlen sich die Frauen dann genötigt „Ja" zu sagen, obwohl sie noch nicht wirklich bereit sind. Es gehört zur sexuellen Konditionierung der Frau, dem Mann gefallen zu wollen. Sie hat Angst, ihn zu verlieren, seine Liebe zu verlieren. In gewisser Weise sehen wir dieses „Gefälligsein" als die weibliche Entsprechung zum männlichen „Leistungsdruck", den wir im ersten Kapitel besprochen haben.

Sei einfach geduldig. Gib der Frau Raum, und begleite sie dabei, sich innerlich zu entspannen und sich mit ihrer inneren Welt zu verbinden. Und dann wird sie sich öffnen. Es ist, wie wenn ein lang gehegter Traum in Erfüllung geht.

Der Mann erschafft so die Grundlage dafür, unendlich lange in der Frau zu bleiben und ihre feineren und höheren orgastischen Energien zu genießen. Wenn aus dem Innersten der Frau und aus ihrem ganzen Körper ein bedingungsloses „Ja" kommt, ist sie an einen Kreislauf angeschlossen, mit dem sie so lange als irgend möglich verbunden bleiben will. Lebwohl weibliche Frigidität!

Um ein Kanal für die männliche Energie zu sein, braucht es

zweierlei: es braucht die Bewusstheit und die Wertschätzung des Mannes für das „Gefäß“. Und bei der Frau braucht es die Bewusstheit ihrer empfänglichen Qualität. Dann erst kann die männliche Lebenskraft wirklich fließen – und dann erst kann das „Gefäß“ den Fluss der männlichen Lebenskraft wirklich empfangen.

Bewusste Bewegungen werden von ganz alleine langsamer

Wenn ihr zusammen kommt , gebt euch Zeit und bleibt bewusst. Bleibt wach, aufmerksam und bewusst in euren Körpern. Bleibt im Fluss, lasst die Dinge geschehen – anstatt irgendetwas in eine bestimmte Richtung drängen oder gar zwingen zu wollen. Öffnet euch dafür, dass sich alles auf leichte, unschuldige und spontane Weise entfalten kann. Ihr braucht nicht vorher zu wissen, was als Nächstes geschieht.

Mit jeder Bewegung, die du bewusst machst – das heißt, *du spürst dich* dabei – wird sich deine Erfahrung sehr deutlich wandeln. Mit Bewusstheit werden alle Bewegungen ganz von selbst langsamer, der Körper wird sinnlicher. Und er kommt immer mehr in der Gegenwart an, die sich von einem Augenblick zum anderen neu entfaltet. Und das ist immer bedeutsam – ob ihr aufeinander zugeht, euch umarmt oder küsst. Das gilt auch für alle Körperbewegungen oder den Wechsel von Stellungen sowie für jede Bewegung des Penis in der Vagina.

Je mehr deine Bewusstheit wächst, desto langsamer wirst du. Du machst dabei nicht langsam, um dich an eine Regel zu halten; sondern du entdeckst, dass du ganz von selbst langsamer wirst, weil du immer bewusster wirst. Die Langsamkeit ist einfach eine Folge davon. Du wirst es merken: je bewusster, desto langsamer. Aus Neugierde oder aus Spaß könnt ihr euch immer wieder fragen: „Wie langsam ist eigentlich langsam…?“

Über das Thema Bewegen haben wir indirekt schon im

zweiten Kapitel gesprochen – als es um Erregung und Stimulation ging. Bewegungen mit dem Ziel, Lust und Erregung zu erzeugen, neigen dazu, mechanisch zu werden. Und wenn wir zu Maschinen werden, sind wir nicht mehr bewusst. Wenn wir uns auf die Stimulation konzentrieren, verlieren wir dabei meist unsere Sensibilität dafür, was in unserem Körper auf der feinstofflichen Ebene geschieht. Unsere Aufmerksamkeit ist dann darauf gerichtet, die Intensität zu erhöhen. Das führt dazu, dass wir die Freude an der einzelnen Bewegung, die gerade da ist, nicht mehr wahrnehmen können. Wenn wir unsere Aufmerksamkeit auf die Sensation richten, verlieren wir dabei die Sensibilität aus den Augen. Die Energie folgt immer der Aufmerksamkeit. Bewegungen, die ein Ziel – wie zum Beispiel den Orgasmus – verfolgen, sind immer mit einem gewissen Druck verbunden.

Es gibt jedoch auch Bewegungen, die kein Ziel haben. Sie sind ziellos und sie entstehen einfach daraus, was der Körper im Moment braucht und was ihm gut tut. Bewegung als solche ist nicht falsch. Bewegung ist Leben. Doch sollten wir dabei bewusst bleiben und uns davor hüten, in der Bewegung mechanisch zu werden.

Beim konventionellen Sex ist die Bewegung des Penis in der Vagina meist eine Stoßbewegung, vorwärts-rückwärts, eine lineare, zweidimensionale Bewegung. Ihr könnt die Bewegungen auch ins Dreidimensionale erweitern und so sonst unberührte Stellen in der Vagina erreichen. Das werden wir später noch ausführlicher im 8. Kapitel im Hinblick auf sexuelle Heilung und männliche Autorität beschreiben.

Viele Frauen stoßen ihr Becken zum Mann hin – genau in dem Moment, wenn er in sie hineinkommt. Physiologisch gesehen verengt sich die Vagina, wenn das Becken der Frau nach vorn gestoßen wird. Das bedeutet, dass sie bei dieser Art Bewegung weniger empfänglich ist – also auch weniger empfänglich für den Penis, wenn er in ihren Körper kommt. Nehmen wir an, die Frau ist „warm" und bereit, die männliche Kraft in ihrem Körper zu empfangen. Dann kann sie – wenn sie das mag – ihr Becken „einladend" nach oben neigen und ihre Aufmerksamkeit darauf richten, den Penis in ihrem Körper zu empfangen und willkommen zu heißen. Es kann dabei für sie hilfreich und entspannend sein, ein Kissen unter ihr Becken zu legen, um es nach oben zu bringen. Der Mann kann seine Bewegung in der Frau sehr viel bewusster und tiefer wahrnehmen, wenn sie ihre Rolle bei dieser Art des Liebemachens ausfüllt – nämlich die Empfängerin der dynamischen Kraft zu sein.

Es gibt ein verbreitetes Missverständnis im Hinblick auf Tantra: Angeblich bedeutet Tantra, dass man sich nicht bewegen soll. Wir sind von ganzem Herzen dafür, sich zu bewegen. Nur geht es dabei nicht um eine Bewegung um der Bewegung willen, sondern um eine Bewegung, bei der mehr Lebendigkeit und Präsenz entsteht.

Bewegungen sollten also dazu dienen, das dynamisch-rezeptive Potenzial des intimen Zusammenseins zu entfalten. Wir meinen: „Stillsein" ist eine Alternative; es ist etwas, in das du hineinwachsen kannst – wenn du es willst.

Sei besonders bewusst beim ersten „Hineingleiten"

Zu diesem Unterkapitel möchten wir eine Vorbemerkung machen. Wir haben in früheren Büchern z.B. die „weiche Penetration" beschrieben. Es ist ein Begriff, der vielleicht manchen von euch geläufig ist. Uns ist jedoch inzwischen bewusst geworden, dass „weiche Penetration" auf der sprachlichen Ebene ein Widerspruch in sich ist – etwa so als würden wir von einem „behutsamen Boxer" oder einem „achtsamen Einbrecher" sprechen. Das Wort „Penetration" bedeutet Eindringen, Durchdringung, Durchbruch, Einstechen .... Es beschreibt einen gewaltsamen Vorgang; es beschreibt einen Vorgang, der unangenehm, unwillkommen oder sogar schmerzhaft ist – zumindest für diejenigen, denen diese Penetration widerfährt. Das Wort bedeutet im Englischen und im Deutschen (annähernd) das gleiche. Doch im Deutschen kommt hinzu, dass es durch die Aussprache einen noch deutlich härteren Klang hat als im Englischen. Beim Eigenschaftswort „penetrant" wird klar, was eine Penetration ist: sie ist einfach aufdringlich.

Bei der neuen Art von Sex, die wir anregen, geht es um Präsenz, Achtsamkeit und Bewusstheit; um ein bewusstes und liebevolles Miteinander. Und es geht gerade nicht darum, dass der Mann in die Frau eindringt oder aufdringlich ist. Wir empfanden es daher einfach als angemessen, neue Wörter für den neuen Sex zu finden. Wir werden von „Hineingleiten" und „Hineinschlängeln" sprechen; wir werden das „weiche Einführen" und das „tiefe Ineinandersein" oder das „tiefe Ineinanderbleiben" beschreiben.

Wenn eine Erektion vorhanden ist, empfehlen wir, beim ersten „Hineingleiten" besonders bewusst zu sein – Millimeter für Millimeter. Es sind eine Reihe von Stellungen möglich – die direkte und einfachste ist die „Missionarsstellung". Dabei liegt die Frau auf dem Rücken und der Mann kniet zwischen ihren Beinen. Die Spitze des Penis kann sich langsam in die Vagina hineinbewegen und sie dann allmählich in ihrer gesamten Länge öffnen. Dabei tastet er sich sanft, langsam und gefühlvoll nach innen. Mach ab und zu eine Pause schau bei dir nach innen, das heißt fühle in deinen Körper hinein und nach unten – besonderes in deinen Penis hinein. Ein einziges „Hineingleiten" kann sich leicht über viele Minuten ausdehnen.

Ein Liebesakt von mehreren Stunden kann ein einziges göttliches „Hineingleiten" sein! Diese Erfahrungen können und werden dein Leben und deine gesamten Vorstellungen von Sex wandeln. Wenn du bei der Frau eindringst – also schnell oder aggressiv und nicht bewusst bist, dann entsteht das Problem, dass die Frau (bewusst oder unbewusst) ihre Vagina verschließt, um sich vor möglichen starken Schmerzen zu schützen. Der obere Teil der Vagina spannt sich an, um den Penis daran zu hindern, bis zu dem sehr empfindsamen und auch sehr empfindlichen Muttermund, dem Eingang zur Gebärmutter vorzustoßen. Denn wenn die Frau dort hart getroffen wird, tut es ihr wirklich weh.

Diese Kontraktionen – eine körperlich und psychologisch natürliche Abwehrreaktion – beeinträchtigen die Empfänglichkeit der Frau und ihre Aufnahmefähigkeit ganz wesentlich. Das bedeutet, dass sie in der Verbindung mit dir nicht mehr weiblich und empfänglich ist. Erst bei dem bewussten – und dadurch viel langsameren – „Hineingleiten" hat die Frau die Möglichkeit, den sich behutsam „hineinschlängelnden" Penis Millimeter für Millimeter sanft und zärtlich zu empfangen.

Es ist sehr wesentlich, den Unterschied zwischen Vorsicht und Bewusstheit zu begreifen. Du brauchst nicht „vorsichtig" mit einer Frau umzugehen – denn Vorsicht bedeutet immer auch eine gewisse Spannung. Es ist Zurückhaltung und die Angst, den anderen zu verletzen. Das ist ein Verhalten, bei dem es dir an „Selbst-bewusst-sein" fehlt. Du konzentrierst deine Aufmerksamkeit nach außen, auf den anderen – anstatt nach innen, auf dich selbst. Mit anderen Worten: du bist nicht „zu Hause". Wenn du bewusst bist, bist du nicht mehr vorsichtig, sondern achtsam. Das geschieht ganz von selbst und auf ganz natürliche Weise. Es ist eine logische Folge – keine Absicht. Wenn du dir als Mann bewusst bist, wirst du außerdem selbstbewusster.

Bewusstheit bringt Langsamkeit und Empfindsamkeit mit sich

Der größte Vorteil der Bewusstheit, des bewussten „Hineingleitens“ liegt darin, dass du dich in „jede Zelle“ deines Penis hineinfühlen kannst. Endlich hast du Zeit, du brauchst nicht mehr irgendwohin zu kommen – zum Beispiel zur Ejakulation. Und deshalb ist es gut, wenn du etwas anderes hast, auf das du deine Aufmerksamkeit richten kannst. Du hast jetzt einen Freiraum – richte deine Aufmerksamkeit einfach auf deinen Penis. Indem du in deinen Penis hinein horchst, nimmt seine Empfindsamkeit zu. Bei jeder bewussten Bewegung wächst diese Empfindsamkeit und die Wahrnehmung feiner, wunderbarer, innerer Empfindungen, die sich im ganzen Körper ausbreiten. Dabei ist wichtig, dass du langsam herangehst, präsent bist und das annimmst, was gerade geschieht. Ekstatische, ergreifende und berührende Erfahrungen geschehen deshalb, weil sich die Gegensätze ergänzen. Da sie perfekt zusammenpassen, können sie aufgrund ihrer angeborenen Intelligenz auch perfekt aufeinander eingehen. Der Penis ist ein kraftvolles „Instrument“, mit der Fähigkeit, göttliche Zustände der Ekstase zu erschaffen – wenn er in der Umgebung ist, die ihm wirklich entspricht.

„Tiefes Ineinandersein“ mit „durchlässigem“ Kontakt

Wenn du eine Erektion hast und dein Penis sich langsam und gefühlvoll ganz „hineingeschlängelt“ hat, ist es gut, wenn er dann in der Tiefe der Vagina bleibt. Dieses Thema besprechen wir auch ausführlich im 8. Kapitel, wenn es um sexuelle Heilung und männliche Autorität geht.

Du hast dir also für das erste „Hineingleiten“ mehrere Minuten Zeit gelassen und bist in der Tiefe der Vagina angekommen.

In der Tiefe der Vagina zu bleiben, bedeutet, dass du mit deinem Penis dort drinnen in der Tiefe bleibst und ihn nicht wieder nach draußen zurückziehst. Stattdessen richtest du deine volle Aufmerksamkeit in deinen Penis und *bist* in ihm. Versuche das Gewebe von innen zu spüren und dich damit zu verbinden, damit zu verschmelzen. Du „zwingst" also nicht deinen Penis hinein – wie früher – sondern du schickst dein Bewusstsein, deine Aufmerksamkeit in deinen Penis hinein. Und dabei bleibst du entspannt und aufmerksam. Das wird für dich und die Frau eine vollkommen neue Erfahrung sein.

Wie gesagt befindet sich am Ende der Vagina der Muttermund, und es ist äußerst schmerzhaft, wenn der Kopf des Penis dort zu grob oder aggressiv hinstößt. Deshalb ist es ganz besonders bedeutsam, dass du mit allerhöchstem Feingefühl hier ankommst.

Wenn du also spürst, dass du ganz tief drinnen in der Vagina angelangt bist, dann ziehe dich ein winziges Stückchen (ein oder zwei Millimeter) zurück. Dadurch geht der Druck weg und es entsteht Raum zum „Atmen". So entsteht ein „durchlässiger" Kontakt, durch den die Wechselwirkung und der Austausch auf der feinstofflichen Ebene möglich werden. Auch wenn du noch nicht ganz drinnen bist und du irgendwo „unterwegs" einen Druck oder einen Widerstand spürst, dann ziehe dich auch um dieses winzige Stückchen zurück. Wenn das Drängen rein körperlich und hart ist, reagieren die Zellen mit Rückzug und verschließen sich. Wenn der Kontakt jedoch fein, sanft und leicht ist und Raum lässt, dann können sich die Zellen entspannen und öffnen. Es kann sein, dass der Penis während er sich „hineinschlängelt", schmerzhafte Punkte oder Bereiche in der Vagina berührt. Auf dieses Thema werden wir im 8. Kapitel in Verbindung mit der sexuellen Heilung noch näher eingehen. Dort stellen wir auch die geeigneten Stellungen für das „tiefe Ineinandersein" bildlich dar.

Öl – das Geheimnis sinnlich „hineinzugleiten"

Ein glattes und geschmeidiges, langsames und sinnliches Hineingleiten des Penis ist wirklich eine der größten Freuden des Lebens – für Mann und Frau! Benutzt einfach Gleitmittel und habt Freude daran. Benutzt jedes Mal ein Gleitmittel. Ölt den Penis ein, ölt die Schamlippen und den Eingang zur Vagina ein. Die Ölung ist ein wunderbarer Teil des Vorspiels – besonders wenn es die Frau tut. Öl wurde schon vor Jahrtausenden von den alten Taoisten benutzt – es soll zudem die Bakterien in der Vagina verringern. Auch in der Bibel wird die desinfizierende und wundheilende Wirkung von Öl bereits erwähnt.

Benutzt dafür dünnflüssige Pflanzenöle ohne Duftstoffe – wie zum Beispiel Mandelöl. Wir empfehlen, dass die Frau ihre Schamlippen mit den Händen öffnet, bevor der Mann mit seinem Penis in sie hineingeht. Damit befreit sie den Eingang von störenden Hautfalten und öffnet ihm die Tür. Er kann sich dann vollkommen auf die „reibungslose Millimeterarbeit" beim „Hineingleiten" konzentrieren.

Kondome

Kondome sind zur Verhütung oder aus medizinischen Gründen manchmal notwendig. Es ist dann eine – wenn auch hauchdünne – Schicht zwischen dem Mann und der Frau, die seine Empfindungsfähigkeit verringern kann. Die Rückmeldung vieler, die es ausprobiert haben und auch unsere eigenen Erfahrungen haben gezeigt, dass ein Mann in der Lage ist, den feinen, zarten elektromagnetischen Austausch auch durch ein Kondom hindurch wahrzunehmen. Die Empfindsamkeit ist dadurch also nicht nennenswert beeinträchtigt.

Falls ihr regelmäßig Kondome benutzt, dann nehmt ein

Gleitgel auf Wasserbasis (das bekommt ihr in der Apotheke). Ihr solltet auf keinen Fall Öl als Gleitmittel verwenden, es greift das Gummi an und macht die Verhütung unsicher.

Wenn Ihr keine Kondome benutzt, dann nehmt natürliche, unparfümierte Öle, zum Beispiel biologisches Mandelöl oder Sesamöl. Diese natürlichen Öle sind viel besser und verträglicher als die synthetischen Gleitmittel, die es auf dem Markt gibt.

Da wir gerade beim Thema Verhütung sind: Es ist wichtig, zu erkennen, dass es einer Frau sehr viel leichter fällt, eine Einladung zum Sex anzunehmen, wenn sie keine Angst vor einer Schwangerschaft zu haben braucht. Diese Angst trägt oft dazu bei, dass eine Frau im fruchtbaren Alter zurückhaltend ist – oder sich gar nicht erst auf Sex einlässt.

Wenn ein Mann die Verantwortung für die Verhütung selbst übernimmt – und zwar beim Sex selbst und nicht nur in der Theorie – dann tut er sich damit einen großen Gefallen. Am besten bespricht er die Frage der Verhütung vor dem Sex mit seiner Frau und unterstützt sie dabei entsprechend. Sei es, dass er Kondome benutzt oder mit ihr gemeinsam bei der Anwendung von einem Diaphragma den entsprechenden zeitlichen „Raum" schafft. Er kann auch darauf achten, im „kühlen" Bereich zu bleiben und so keine Ejakulation zu bekommen. Wir möchten an dieser Stelle betonen, dass auch ohne Ejakulation eine Empfängnis möglich ist. Es können nämlich während des Liebesspiels auch ohne Ejakulation Samen austreten. Allerdings ist das dann gegenüber einer normalen Ejakulation eine sehr geringe Menge. Damit sinkt die Wahrscheinlichkeit einer Empfängnis erheblich; so ist es möglich, die zusätzlichen Verhütungsmethoden wie Kondome oder Diaphragma entsprechend sicherer zu machen.

Manche Männer entscheiden sich auch für die Vasektomie (Sterilisation), um dauerhaft zu verhüten. Ab und zu bekommen wir Anfragen, ob sich eine Vasektomie störend auf die männliche Potenz auswirkt. Mittlerweile wissen wir aus vielen persönlichen

Quellen und aus eigener Erfahrung, dass eine Vasektomie die männliche Potenz nicht beeinträchtigt. Sie kann sogar die Potenz verstärken. Eine Frau fühlt sich im Allgemeinen freier und ist offener für den Mann, wenn sie weiß, dass er „sicher" ist. Das bedeutet, er kann wahrscheinlich öfter Liebe mit ihr machen.

Trockenheit in der Vagina bei geringer Erregung oder in den Wechseljahren

Wenn keine hochgradige Stimulation stattfindet, ist es weniger wahrscheinlich, dass die Frau „feucht" wird. Das ist ganz normal. Auch wenn Frauen in die Wechseljahre kommen und an Scheidentrockenheit leiden, wird das Einführen des Penis schwieriger, schmerzhaft oder sogar unmöglich. Ein langsamer, bewusster, eingeölter Penis wirkt dann oft Wunder! Frauen, die seit Jahren nicht mehr Liebe machen konnten oder wollten, sind auf diese Weise ganz einfach wieder „zugänglich". Und mit der Zeit entspannt sich das Gewebe in der Vagina, regeneriert sich und wird wieder auf natürliche Weise feucht.

Das „weiche Einführen"

Das „Weiche Einführen" ist eine echte Alternative, wenn keine Erektion da ist. Außerdem nimmt sie den Druck weg, dass man(n) eine Erektion haben muss, um überhaupt Sex haben zu können. In Anbetracht dessen, dass ihr euch beim „neuen Sex" auf einem weit niedrigeren Erregungsniveau bewegt, ist es ziemlich normal keine Erektion zu haben. Ihr könnt ganz beruhigt sein. In Wirklichkeit lösen sich beim „weichen Einführen" viele Ängste und Probleme in Verbindung mit der Erektion ganz einfach auf. Wir bringen unsere Körper auf eine demütige und menschliche Weise zusammen. Der Vorteil eines solchen „Soft-Starts“ liegt darin, dass Mann und Frau beide sozusagen bei „Null“ beginnen und dann die Temperatur bei beiden gemeinsam ansteigen kann. Das „weiche Einführen“ ist ganz einfach; ihr könnt das in sehr kurzer Zeit lernen. Es gibt zwei Möglichkeiten: Entweder schiebt der Mann den Penis hinein oder die Frau. Wir empfehlen aus verschiedenen Gründen die zweite Variante.

Die Abbildung zeigt den Mann in der Position, die sich gut für das „weiche Einführen“ eignet. Der Mann kniet zwischen den geöffneten Beinen der Frau, wie die Abbildung zeigt. Die Frau kann ein flaches, festes Kissen unter ihr Becken legen. Durch die erhöhte Position wird das Becken gehoben und die Vagina kommt näher an den Penis heran. Die Frau hält ihre Schamlippen auf und der Mann führt den Kopf des Penis in den Ein-

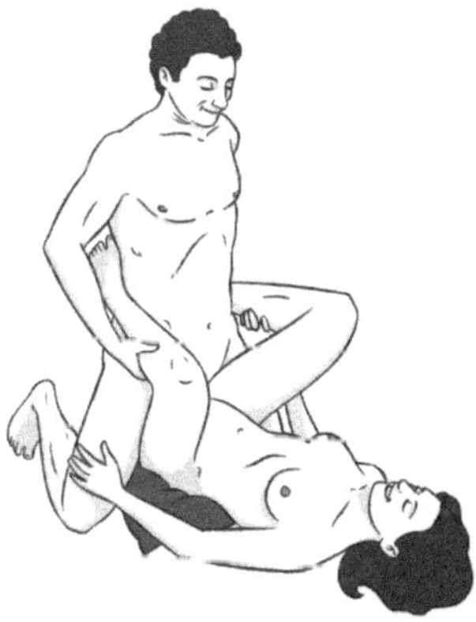

Der Mann in Aktion beim „weichen Einführen“.

gang der Vagina mit den Fingern hinein. Schiebe den Kopf des Penis ein Stückchen hinein. Achte dabei auf kurze Fingernägel! Dann nimm deine Finger ein paar Zentimeter zurück und schiebe deinen Penis ein bisschen weiter in die Vagina hinein. Schritt für Schritt windest und begleitest du den Penis auf dem Weg nach drinnen. Schiebe deinen Penis langsam in die Vagina, so weit es leicht geht. Auch wenn es nur der „Kopf“ ist, reicht das für den Anfang. Bleib in der knienden Stellung und bringt eure Becken zusammen. Oder du bewegst deinen Oberkörper zur Frau hin und stützt dich dabei mit den Armen ab. Oder lege dich sanft auf die Frau, und ihr rollt euch dann auf die Seite. Dabei bleibst du zwischen den Beinen der Frau.

Die einfachste und bequemste Stellung für das „weiche Einführen“ ist die oben gezeigte Seitenlage. Wir nennen sie „Schere“ – wegen der scherenartigen Verschränkung der Beine. Der Vorteil der Scherenstellung besteht darin, dass kein Körper oben und keiner unten ist. Das ist wunderbar entspannend! Der Mann liegt auf der Seite, während die Frau auf dem Rücken liegt und ihre geöffneten Beine scherenartig um die Beine des Mannes legt. Man kann sehr einfach stundenlang in dieser

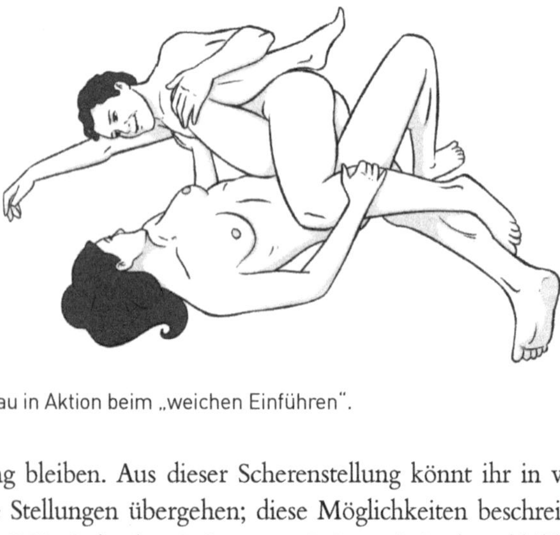

Die Frau in Aktion beim „weichen Einführen“.

Stellung bleiben. Aus dieser Scherenstellung könnt ihr in viele andere Stellungen übergehen; diese Möglichkeiten beschreiben wir im 7. Kapitel näher. Bringt eure Beine, wie in der Abbildung gezeigt zusammen. Die Schere kann man sowohl von der linken

Seite des Mannes als auch von seiner rechten Seite aus machen. Wir empfehlen euch, immer wieder einmal die Seite zu wechseln. Sonst gewöhnt ihr euch daran, nur auf einer Seite zu liegen und verliert damit eure Wachheit. Die Frau öffnet die Beine, öffnet die Schamlippen und nimmt dann den Penis, den sie vorher schon eingeölt hat. Mittlerweile ist er vielleicht gar nicht mehr so weich. Das macht das Einführen natürlich dann noch einfacher.

Die Abbildung zeigt die Fingerhaltung der Frau hinter der Spitze des Penis. Die ersten beiden Finger der einen Hand legt sie ein gutes Stück hinter die Spitze des Penis. Dann drückt sie die Fingerspitzen so zusammen, dass sie den Penis locker „im Griff" hat. Mit den gleichen zwei Fingern der anderen Hand kann sie den Penis an der Basis stabilisieren. Die Frau bewegt die Spitze des Penis zu ihrer Vagina hin und führt ihn in den Eingang hinein. Sie zieht dann die Finger ein paar Zentimeter zurück.

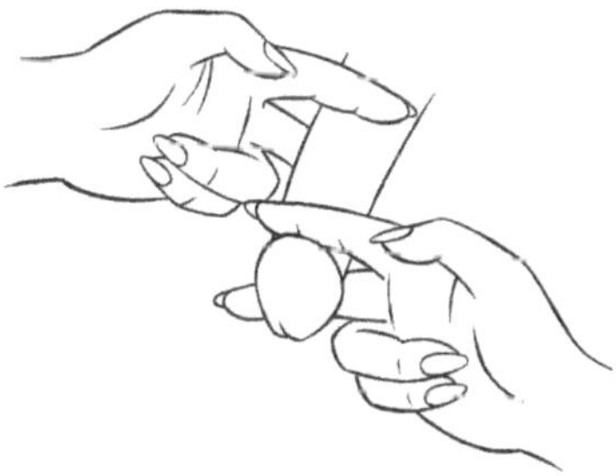

Fingerhaltung der Frau beim „weichen Einführen".

Und so führt sie den Penis Schritt für Schritt in die Vagina ein. Zuerst ist die Spitze vielleicht nur ein wenig drin – soweit es eben geht. Doch mit einiger Übung werdet ihr es bald perfekt können.

Die Frau sollte während dieser delikaten Operation nicht zwischen ihre Beine schauen. Durch die Anspannung der Bauchmuskeln – die sie braucht um den Kopf zu heben – spannt sich auch die Vagina an. Das macht das Einführen schwieriger oder sogar unmöglich. Es ist in Ordnung hinzuschauen, während ihr die Position einnehmt. Doch danach legt euch hin und entspannt euch, bevor ihr den Penis einführt. Bringt dann eure beiden Becken zusammen, so dass sie ganz nah beieinander sind. Sollte der Mann leicht zurückrollen – wodurch der Penis hinausgezogen werden könnte – kann er ein flaches Kissen unter seinen Po legen. Dieser „Kissen-Keil" kippt den Körper des Mannes leicht nach vorn und stabilisiert die Position. Kissen könnt ihr überall einsetzen, wo ihr sie braucht – zum Beispiel unter dem Knie vom oben liegenden Bein des Mannes. Dadurch verringert sich auch das Gewicht auf dem Körper der Frau; außerdem gibt es dem Mann ein Gefühl des Schwebens. Achtet darauf, dass ihr so bequem wie möglich liegt, damit euer ganzer Körper entspannen kann. Selbst kleine Unannehmlichkeiten können das Bewusstsein ablenken und dann bist du mit ihnen beschäftigt, anstatt dich an deiner inneren Lust zu erfreuen.

Erektion und Impotenz

Mann und Frau sind verantwortlich für die Erektion

Bisher war die Erektion ausschließlich der „Job" des Mannes – ob es ihm nun gefiel oder nicht. Und das setzte ihn am meisten unter Leistungsdruck. Beim konventionellen Sex ist die Erektion meist von Stimulation und Erregung abhängig. Und viele Männer haben – trotz intensiver Stimulation – große Ängste und Befürchtungen, dass ihr Penis eventuell „schlappmacht".

Wenn eine Partnerschaft schon länger besteht, kann es leicht sein, dass der Mann keine Erektion mehr bekommt, weil er nicht mehr erregt ist. Die Frau ist bekannt, die Situation ist bekannt und der Sex ist zur Routine geworden. Deshalb gibt es nichts mehr, was den Mann wirklich erregt.

Mit unserer neuen Sichtweise von Sex kann ein Mann jedoch entdecken, dass Erregung kein wesentlicher Bestandteil von Sex sein muss. Tatsächlich ist eine Erektion auch ohne Stimulation und Erregung möglich, wenn der Mann beginnt, seinem Penis zu trauen. Eine wahre Erektion ist eine elektromagnetische Antwort auf die gleichwertige und entgegengesetzte Kraft. Aus seinem weichen Zustand heraus kann der Penis langsam wachsen – als direkte Antwort auf die ihn umgebende Vagina. Die weibliche Kraft beginnt durch ihre Empfänglichkeit am Penis zu „ziehen“ wie ein Magnet. Das „zieht“ den Penis in die Erektion – Millimeter um Millimeter. Der Penis bewegt sich wie eine Schlange spiralenförmig in die Vagina hinein.

Eine spontane Erektion entsteht aus dem Augenblick heraus – aus der Polarität und der Präsenz, die zwei Menschen in die Situation einbringen. Erektionen wie diese brauchen keine Stimulation, um sie am Leben zu erhalten. Sie brauchen Präsenz und Bewusstheit. Im Bruchteil einer Sekunde, in dem bei einer Person die Aufmerksamkeit schwankt, beginnt der Penis sich wieder abwärts zu winden – wieder wie eine Schlange. Wenn man seine Präsenz schnell wieder erlangt und ablenkende Gedanken vorbeiziehen lässt, wird die Erektion wieder wachsen. Der Penis ist in der Lage, in der Frau einen Schlangentanz aufzuführen – eine der wundersamsten Erfahrungen, die ein Mann in seinem Leben machen kann.

Eine spontane Erektion ist nicht etwas, das man von seinem Körper erwarten oder fordern kann. Sie ist die Folge einer besonderen Konstellation verschiedener Faktoren – und zwar Bewusstheit, Präsenz, Entspannung und Liebe.

Mangelnde Empfindsamkeit

Wenn du das „weiche Einführen“ zum ersten Mal ausprobierst, wirst du vielleicht bemerken, dass du in deinem Penis kaum etwas „fühlst“. Das ist normal und du kannst ganz beruhigt sein. Das wird sich bald wandeln, sobald sich dein Penis daran gewöhnt hat, dass du mit ihm auf eine ganz neue Weise umgehst und ihn wahrnimmst. Die fehlende Empfindsamkeit hat dann nur mit deiner langen Geschichte von Stimulation zu tun. Und so ist es keine wirkliche Überraschung, dass du zunächst nur wenig oder gar nichts fühlst. Die Empfindsamkeit kommt schnell zurück, wenn du dich einfach in die Frau hinein entspannst. Bleib so lange wie möglich in ihr und bring dein ganzes Bewusstsein nach unten in den Penis. Beginne damit, im Penis zu „sein“, behandle ihn liebevoll, und die Empfindsamkeit wird zurückkommen. Bei manchen Männern geht es ziemlich schnell – bei anderen langsamer. Das hat immer auch damit zu tun, wie „spannend“ (spannungsgeladen) deine Vorgeschichte war.

Wenn du ihn selber nicht spürst – dann frage doch einfach die Frau, ob sie deinen Penis spüren kann. Du wirst wahrscheinlich meistens ein „Ja“ als Antwort bekommen. Das wird für dich sehr beruhigend sein. Manchmal hat die Frau selbst Schwierigkeiten mit ihrer eigenen Empfindsamkeit. Oder sie hat andere Erwartungen, die ihre eigenen inneren Wahrnehmungen beeinträchtigen. Wenn du weißt, dass deine Frau dich spürt, kannst du dich entspannen! Wir wissen aus Erfahrung: Frauen fühlen sich meistens sehr wohl mit dem „weichen Einführen“ und sie genießen die feinen ekstatischen Schwingungen, die der Penis aussendet.

Das „weiche Einführen" löst Impotenzprobleme

Die Angst vor Impotenz und die Angst davor, dass die Erektion ausbleibt, ist bei den meisten Männern möglicherweise der Grund für Ängste und Spannungen auf einer sehr tiefen Ebene. Erregung bewirkt eine Art von Erektion, die meist wenig stabil ist. Und sie braucht viel Stimulation, damit sie auch da bleibt. Zu viele Reize machen mit der Zeit unempfindlich – und so verliert der Körper des Mannes die Fähigkeit, schwächere Reize in seiner Umgebung wahrzunehmen und auf sie zu antworten. Er verliert die Fähigkeit, von innen mit sich selbst Verbindung aufzunehmen. Impotenz ist jedoch kein Thema mehr, wenn man(n) das „weiche Einführen" praktiziert. Und – oh Wunder! – die Erektion kommt oft ganz von selbst! Es ist das beste Mittel gegen Impotenz, wenn du es einfach immer weiter probierst und auch ohne Erektion weiter Liebe machst. Das Problem löst sich in dem Maß, in dem die Empfindsamkeit in deinen Penis zurückkehrt – und dass sie sogar schon sehr bald wiederkehren kann, wissen wir aus Erfahrung.

Vor einigen Jahren kam ein Paar zu unserem Seminar, bei dem der Mann eine erbliche Erektionsstörung hatte; bevor er zu uns kam, hatte er immer Penisimplantate benutzt. Es war gerade die Zeit für ein neues Implantat gekommen. Und er überlegte, ob er das Implantat einmal weglassen und ausprobieren sollte, was wir der Gruppe erklärt hatten. Das Ergebnis war unglaublich: Er hatte zwar noch keine volle Erektion, doch sie reichte aus, so dass er kein Problem mehr damit hatte. Hier sein Bericht:

1. Erfahrungsbericht eines Mannes

„Zunächst einmal kauften wir euer Buch ‚Zeit für Gefühle'. Meine Frau hat das Buch innerhalb von drei Stunden verschlungen – ich brauchte ein bisschen länger, habe es aber auch in kürzester Zeit durchgelesen. Wir können einfach alles, was ihr gesagt habt, bestätigen. Emotionen und Gefühle werden viel zu oft verwechselt, und nur wenigen Leuten ist dieser wesentliche Unterschied bewusst (Anmerkung der Autoren: siehe auch 9.Kapitel).

Anfang Dezember nahmen wir an einem Workshop für Vipassana-Meditation teil. Das Thema war „Arroganz", und die Lösung dafür ist „Demut". Ich hatte dabei die folgende Einsicht: Unser Verstand vergleicht ständig die ganzen Sinneswahrnehmungen, die bei ihm eingehen, und bewertet sie als positiv (Reaktion: „Ich will mehr davon, will es behalten") oder als negativ („Ich lehne es ab, will es loswerden") oder als gleich gut (was auch nicht wirklich befriedigend ist). Solange wir ständig alle unsere eingehenden Sinneswahrnehmungen vergleichen, werden wir in unserem Leben niemals entspannt sein und sind auch nicht in der Lage, die Beziehung zu unserem Partner mit Bewusstsein und Gleichmut zu genießen.

Das passt perfekt mit eurer Erklärung zusammen, warum sich Paare nicht verstehen und eifersüchtig sind. Wir haben auf jeden Fall gelernt, dass sehr viel Druck verschwindet, wenn wir so Liebe machen, wie ihr es anregt, und deshalb verschwinden auch viele Gründe zum Vergleichen; so kommen eine Menge trauriger Gefühle (Emotionen) in einem selbst und gegen den Partner gar nicht erst auf. Für uns ist der Liebesakt zu einer Art Meditation geworden, bei der wir Intimität mit Spiritualität verbinden. Das ist für uns wie die Sahne auf dem Kuchen.

Wir möchten euch gern erzählen, was mit uns geschehen ist, nachdem wir zum zweiten Mal an einem Kurs mit euch teilgenommen hatten: Nach dem ersten Kurs mit euch vor ein paar Jahren machten wir Liebe im Rahmen der Mög-

lichkeiten mit meiner sehr reduzierten bzw. völlig fehlenden Erektionsfähigkeit (aus Krankheitsgründen). Am Anfang machten wir zwei bis drei Mal pro Woche Liebe, und dann ging die Frequenz herunter auf einmal pro Woche, und dabei blieb es. Wir stellten fest, dass wir, obwohl wir „ohne Eile" und „entspannt" Liebe machten, oft das Gefühl hatten, dass es nach fast einer Woche höchste Zeit war, zusammen Sex zu haben, und dadurch entstand ein zunehmend unangenehmer Leistungsdruck.
Seit dem ersten Kurs hatte meine Frau meinem Penis sehr viel Aufmerksamkeit geschenkt, gab ihm eine Massage, hielt ihn jeden Abend, wenn wir zu Bett gingen, beim Einschlafen in der Hand. So bekam mein Penis sehr viel Aufmerksamkeit und fing an auf den Kontakt mit ihr zu reagieren – nicht mit einer Erektion, sondern mit einer Art Lebendigkeit. Er schwillt gerade so viel an, dass ich ihn ohne große Mühe in ihre Vagina einführen kann, und er ist auch fest genug, um bis zur Ejakulation zu gehen, wenn ich mich dafür entscheide. Auch wenn mein Penis heute kaum 10 cm lang ist, ist es ein gutes Gefühl, richtigen Sex zu haben. Da meine Frau nie durch die Penetration, sondern nur durch Stimulation der Klitoris einen Orgasmus bekam, störte uns die „Behinderung" durch meinen verkürzten Penis nicht wirklich. Manchmal fühle ich mich ein bisschen weniger als „richtiger Mann mit einem Ständer", doch die Befriedigung, die ich mit meiner Frau in unserer Sexualität erlebe, geht weit über das kurze Ereignis beim konventionellen Sex mit Ejakulation hinaus.
Nach unserem zweiten Kurs mit euch hatten wir beide den Impuls zu sagen: Warum beschließen wir nicht, jeden Tag Sex zu haben, damit wir nach ein paar Tagen keinen Druck mehr haben, es tun zu müssen? Wir wollen eine Atmosphäre schaffen, wo Liebemachen genauso normal ist wie

jeden Tag zu essen. Wir beschlossen, jeden Morgen bei Tagesanbruch unsere Geschlechtsorgane zusammenzubringen. Wir stellen den Wecker eine Stunde früher und beginnen mit zwanzig Minuten „Haut-Zeit", in der wir uns streicheln. Dann zelebriert meine Frau die Ölzeremonie, ölt ihre Vagina ein und gibt dann meinem Penis eine kurze Ölmassage – solange, bis er ein bisschen hart ist, so dass er leicht in ihre Vagina eingeführt werden kann. Dann bleiben wir für weitere zwanzig Minuten verbunden. Dann drehen wir uns beide herum, und für ein paar Momente bewege ich den Penis hinein und hinaus. Etwa einmal in der Woche hat einer von uns oder auch beide Lust, bis zum Orgasmus zu gehen. Wenn das der Fall ist, feiern wir das ohne jede Bedingung. Am Ende nehmen wir uns wieder zwanzig Minuten Zeit für die Haut – wir entspannen uns, dösen, streicheln uns. Nach einer Stunde stehen wir auf, meine Frau duscht sich, und ich sitze in Vipassana-Meditation, bis sie fertig ist und das Haus verlässt, um zur Arbeit zu gehen. Oft lösen unsere Genitalien den ganzen Tag lang angenehme Schwingungen aus und unser ganzer Körper pulsiert. Es ist einfach toll!
Und jetzt kommt der Clou: Wir haben vor ein paar Monaten damit angefangen und machen es immer noch jeden Tag genauso. Wir haben es fast keinen einzigen Tag verpasst Liebe zu machen. Wir haben das Gefühl, es ist so natürlich und unkompliziert geworden, dass wir uns eigentlich danach sehnen, wenn wir mal aus irgendeinem Grund einen Tag aussetzen müssen. Die ganze Beziehung hat noch einmal eine andere Ebene erreicht, weil wir so frei und offen miteinander umgehen können, wie ich es früher nie für möglich gehalten hätte.
Manchmal blicken wir zurück und fragen uns, was uns veranlasst hat damit anzufangen, jeden Tag so „stur" Liebe zu

machen. Wir wissen es nicht wirklich; es hat einfach Klick gemacht, und wir wussten, wir wollen es versuchen. Beim zweiten Kurs sprachen wir mit einem Paar, das jeden Morgen eine Viertelstunde lang entspannt Liebe macht. Sie wirkten auf uns sehr glücklich und miteinander verbunden. Vielleicht war das für uns der letzte Kick, auch damit anzufangen.

Wir sind sehr dankbar, dass wir euch begegnet sind und von euch diese Methode des Liebemachens lernen durften. In meiner speziellen Situation mit der Krankheit habe ich mich oft gefragt, was ich wohl gemacht hätte, nachdem es mir nicht mehr möglich war, konventionellen Sex zu haben. Ich will es mir gar nicht vorstellen. Ich danke euch aus tiefstem Herzen.

Wir verstehen, warum ihr so erfolgreich seid mit euren Kursen, die immer schon lange vorher ausgebucht sind. Das ist die beste Referenz für euch, dass eure Arbeit geschätzt wird und wirklich so vielen Paaren hilft, ihr sexuelles und spirituelles Leben zusammen auf eine so lohnende, neue Ebene zu bringen."

2. Erfahrungsbericht eines Mannes über Impotenz und Viagra

„Seit der Pubertät war die Erektion immer ungeheuer wichtig für mich. Als ich zum ersten Mal Sex mit einer Frau hatte, geschah es im Auto, in einem Mini, der damals in Mode war, und ich hatte keine Ahnung, wohin mit meinen langen Beinen. Da ich so erregt war, fand ich den Weg in die Vagina gar nicht und hatte eine vorzeitige Ejakulation. Seitdem ist das Thema Penetration und Ejakulation immer stressig für mich gewesen. Erst in meiner ersten längeren Partnerschaft schien das Thema nicht mehr so wichtig zu

sein. Doch jedes Mal, wenn ich eine neue Frau traf, hatte ich sofort wieder Angst zu versagen und daher Schwierigkeiten mit der Erektion.
Meine vorletzte Partnerschaft war von wildem Sex geprägt und deshalb auch von starken Emotionen. Es war der Sex, der uns aneinander klebte und uns half immer wieder zusammenzukommen. Doch am Ende funktionierte es nicht einmal mehr mit Sex. Das führte zu neuen Emotionen, gegenseitigen Verletzungen und schließlich zur Trennung. Da ich zu dieser Zeit Ende fünfzig war, nahm ich an, dass es nun für mich mit dem Sex vorbei war. Zu jener Zeit erfuhr ich von einem Mittel für die Erektion: Cialis (Viagra). Ich war sehr erleichtert, dass ich sexuellen Kontakt mit neuen Frauen haben konnte. Im Allgemeinen merkte ich, dass meine Erektionsfähigkeit auch über die Wirkzeit des Mittels hinaus erhalten blieb. Das zeigte mir auch den psychologischen Aspekt des Erektionsproblems. Als ich meine neue Frau zum ersten Mal traf, hatten wir in den ersten zwei Jahren eine Wochenendbeziehung. Ich gewöhnte mich daran, jedes Mal, bevor wir uns trafen, Cialis zu nehmen. Damit fühlte ich mich sicherer.
Als wir dann einmal zwei Wochen in Urlaub waren, war eine Pille zu Beginn des Urlaubs genug. Besonders nachdem wir euer Buch „Zeit für Liebe“ gelesen hatten, wollte meine Frau nicht mehr, dass ich das Mittel nehme. Ich versprach ihr, es nur noch zu nehmen, wenn ich mit ihr vorher darüber spreche. Zu Hause hatten wir uns bereits an die entspannte Form des Liebemachens gewöhnt; dort wurde es für mich immer weniger nötig, es zu nehmen. Vor dem Seminar mit euch hatten wir uns drei Wochen lang nicht gesehen. In den ersten drei Tagen des Seminars fühlte ich mich wieder ziemlich unter Druck mit dem Thema Erektion und Penetration und hatte Schwierigkeiten es mit

Humor zu nehmen. Ich hatte Angst, dass es in meinem Alter von dreiundsechzig Jahren mit meiner Manneskraft bestimmt vorbei war. Also sagte ich ihr, ich würde gerne wieder Cialis nehmen. Doch sie lehnte meine Bitte ab, und so führten wir ein Gespräch mit euch beiden. Irgendwie entspannte ich mich, nachdem ich so offen darüber gesprochen hatte. Durch die liebevolle Unterstützung meiner Partnerin und aufgrund der langen Zeiten, die wir uns fürs Liebemachen nahmen, hatten wir dann häufig Sex, der aus dem Herzen kam und entspannt war. Ich lernte, dass auch wenn die Erektion am Anfang schwach war, der Liebesakt länger dauerte, aus dem Herzen kam und sehr tief war. In diesen Tagen ist unsere Liebe gewachsen, und ich konnte mich immer tiefer entspannen. Seitdem haben unsere Liebe und unsere Sexualität eine neue Dimension erreicht. Für mich ist es ein Geschenk, dass ich genau in der Zeit, als meine Erektion schwächer wurde, mit der zielorientierten männlichen Sexualität aufhören konnte. Und der Effekt davon ist, dass die Liebe gewachsen ist. Danke euch beiden für diese wunderbare Erfahrung:"

3. Erfahrungsbericht eines Mannes

Im Folgenden möchte ich einige der eindrucksvollsten und tiefsten Erfahrungen mit euch teilen, die ich beim Liebesakt gemacht habe – wie mein Körper mir Hinweise gibt, wenn meine Berührung vom Herzen kommt. Ich lag mit meiner Frau in einer engen Umarmung. Ihre Haut fühlte sich warm und weich an, aber ich empfand meine Hand als steif, hölzern und leblos. Plötzlich wurde mir bewusst: Du berührst die Frau nicht mit dem Herzen, deshalb fühlte sich die Hand so taub an. Ich musste daran denken, warum es so war. Am Morgen war ich nämlich in mein altes Denkmuster verfallen, dass ich nie genug bekomme. Und die Wurzel dieses Musters ist, dass Liebe, Offenheit und Vertrauen fehlen. Deshalb fühlte sich auch meine Hand nicht liebevoll, offen und vertrauensvoll an. Ich entschied mich, meine Hand zu beobachten, während ich versuchte, meine Aufmerksamkeit weg von diesem Muster und hin zu einer tiefen und entspannten Präsenz für mich selbst zu richten. Sehr schnell änderte sich die Empfindung in der Hand. Sie wurde weicher, lebendiger und fing an leicht zu kribbeln. Die Hand war wieder in Verbindung. Ich war wieder in der Lage, vom Herzen aus zu berühren. Mein Bewusstsein war wieder für das Ganze da und nicht mehr auf das Muster konzentriert. Diese Erfahrung lehrt mich, was am wichtigsten ist, wenn ich meine Frau berühre: entspannt und liebevoll für mich selbst präsent zu sein. So ist jede Berührung eine Freude und ist eine Berührung von meinem Herzen."

7. Verabredungen, Küssen, Vorspiel und Stellungen

Wenn ihr in dieser Intimität, die keine Erregung mehr ist, weiter wachsen könnt, dann wird die Freude kommen: zuerst die Erregung, dann die Liebe und dann die Freude. Die Freude ist das Höchste, die Erfüllung. Die Erregung ist nur ein Anfang, ein Auslöser; sie ist nicht das Ende. Und diejenigen, die bei der Erregung aufhören, werden niemals wissen, was Liebe ist, werden nie das Geheimnis der Liebe erfahren, werden niemals die Freude der Liebe erfahren. Sie werden nur die Sensationen kennen, das leidenschaftliche Fieber, doch sie werden nie die Gnade der Liebe erleben. Sie werden nie wissen, wie schön es ist, mit jemandem zusammen zu sein, ohne erregt zu sein, sondern in Stille, ohne Worte, ohne sich zu bemühen etwas zu tun. Einfach zusammen zu sein, einen Raum miteinander zu teilen, ein Wesen, euch selbst miteinander zu teilen, ohne daran zu denken, was zu tun ist, was zu sagen ist, wohin man gehen soll, wie man es genießt – all diese Dinge sind fort. Der Sturm ist vorbei, und es ist Stille da.

Ihr macht dann einfach Liebe – doch es wird eigentlich kein „machen" mehr sein. Es wird ein „Happening" der Liebe sein. Sie wird geschehen – aus Gnade, aus Stille, aus einem Rhythmus heraus. Sie wird aus eurer Tiefe kommen, und sie wird nicht mehr wirklich körperlich sein. Es gibt einen Sex, der spirituell ist, der nichts mit dem Körper zu tun hat. Obwohl der Körper daran beteiligt ist, daran teilnimmt, ist er nicht die Quelle davon. Dann nimmt Sex die Farbe von Tantra an, nur dann."

Osho, Let Go! Darshan-Tagebuch

MACHT ES DICH NICHT AN, WENN DU GANZ SICHER SEIN KANNST, dass du bald Sex mit deiner Frau haben wirst? Du schaust in den Kalender und da steht, dass du heute Abend von sechs bis neun Uhr eine Verabredung mit ihr hast – und zwar zum Liebemachen! Wie fühlt sich das für dich an?

Wahrscheinlich weißt du aus mehr oder weniger schmerzlicher Erfahrung, dass du dir normalerweise ganz und gar nicht sicher sein kannst, dass dir deine Frau „Zutritt" gewährt. Wie viele Male hat dich deine Frau von sich weg gestoßen, bevor sie dich dann einmal näher kommen ließ?

Vor einigen Jahren wurde eine Geschichte über den berühmten Musiker Sting herumerzählt. Wir wissen nicht, ob sie wahr ist oder nicht. Wenn es eine erfundene Geschichte ist – ist sie zumindest ausgesprochen wirklichkeitsnah. Sie zeigt, wie man(n) mit der allgemein fehlenden Verfügbarkeit von Frauen auf humorvolle Art umgehen kann. Anscheinend machte Sting gegenüber der Presse eine Bemerkung über sein Sexleben, für die er fast genauso berühmt wurde wie für seine Musik. Er behauptete, er hätte sechs Stunden Liebe gemacht. Seine Worte bewirkten einen internationalen Aufruhr! Ein paar Wochen später berichtigte er angeblich seine Aussage und erklärte: fünf von den sechs Stunden habe er nur gebettelt!

Am Anfang kommt es dir vielleicht etwas merkwürdig vor, eine feste Zeit für den Sex zu vereinbaren. Wir haben gelernt, dass Sex „spontan" sein muss – ohne Verabredung, ohne Vorbereitung und ohne Vorsatz. Doch wenn wir genauer hinschauen, ist Sex fast nie wirklich spontan. Er findet eher aus Zufall statt – oder aus Gewohnheit. Sexuelle Gedanken begleiten viele Männer in ihrem Alltag. Doch für den eigentlichen sexuellen Akt planen sie im Sinn einer bewussten Entscheidung weder Zeit noch Raum ein. Und gleichzeitig haben sie unzählige

Verabredungen für andere Dinge. Anscheinend ist wirklicher Sex (im Gegensatz zum virtuellen Sex, der seit der Existenz des Internets erhebliche Ausmaße angenommen hat) ziemlich weit unten auf der Prioritätenliste der Männer. Nach der Arbeit quatschen sie mit Leuten, dann müssen die Kinder ins Bett gebracht werden; der Fernseher läuft stundenlang. Und dann – wenn sie nicht zu müde sind – findet vielleicht noch etwas Sex statt.

Auf ein „Date" kannst du dich einstellen und so entspannen

Wenn du sicher bist, dass du bald ein Sex-Date hast, wirst du vielleicht bemerken, dass du dich viel aktiver und präsenter fühlst. Du freust dich, am Leben zu sein. Du fühlst dich lockerer. Du kannst ganz entspannt sein, weil du weißt, dass ihr bald Sex haben werdet. Deine Partnerin hat klar mit dir vereinbart, dass ihr heute um eine bestimmte Zeit Liebe machen werdet. Dieses „Wissen" erlaubt dir, schon im Vorhinein bei dir selbst anzukommen und Bewusstheit in deinen Körper, deine Beine, dein Perineum und in deinen Atem zu bringen. Wenn du dich innerlich auf den Sex vorbereiten kannst, ist das bereits eine wirkungsvolle Art des Vorspiels.

Plant – soweit es euch möglich ist – drei Stunden Zeit zum Liebemachen ein. Oder natürlich auch mehr. Das kommt dir im Moment wahrscheinlich sehr lange vor. Doch nach einer Weile des Experimentierens werdet ihr möglicherweise bemerken, dass drei Stunden eher zu kurz sind! Wenn es zu schwierig ist, einen Zeitraum von drei Stunden zu finden, dann einigt euch auf zwei Stunden oder wenigstens eine Stunde. Und gönnt euch manchmal einen ganzen Tag im Bett mit Pausen für Mahlzeiten und Ähnliches. Probiert es einmal aus. Macht an einem Tag mehrmals Liebe. Und ihr werdet euch körperlich so leicht und beschwingt fühlen, dass eure Körper ganz von selbst in ein Stadium kommen, in dem sie spontan loslassen. Sie schlängeln sich, sie bewegen sich, sie tanzen – wie in einer göttlichen Choreographie! In einem solchen Stadium wollen die Körper gar nicht mehr aufhören. Und so kommt es, dass du mit einem Mal erleben kannst, dass du stundenlang Liebe machen kannst – vollkommen vertieft und präsent in jedem Augenblick – ohne zu merken wie die Zeit vergeht.

Der tantrische Quickie

Wir empfehlen euch hier den tantrischen Quickie. Ein „weiches Einführen" von zehn, fünfzehn oder zwanzig Minuten am Tag ist perfekt, um morgens den Tag zu beginnen; ein Quickie vor der Arbeit wirkt wahre Wunder. Es ist so, als würdest du, bevor du aus dem Haus gehst, zuerst einmal bei dir Zuhause ankommen und dich in das Innerste deines Wesens entspannen. Dadurch wandelt sich die Qualität des ganzen vor dir liegenden Tages. Auch als Letztes am Abend vor dem Schlafengehen ist ein tantrischer Quickie perfekt – oder auch am Wochenende während einer Pause am Nachmittag. Das „weiche Einführen" ist so einfach und leicht. Du lässt dich einfach hineingleiten. Du brauchst keine großartige Leistung zu vollbringen und du brauchst wenig Energie dafür. Ihr verbindet einfach Penis und Vagina, entspannt euch in den gegenwärtigen Augenblick und „seid präsent" im Körper.

Es kann sein, dass es euch am Anfang ziemlich nüchtern und unromantisch vorkommt, wenn ihr verabredeten Sex habt. Vielleicht fühlt es sich für euch auch irgendwie kaltblütig und zu technisch an, den weichen Penis in die Vagina zu schieben. Wie das geht, haben wir im vorigen Kapitel beschrieben. Oder fühlst du dich schüchtern und verlegen, weil du es gewöhnt bist, im Dunklen oder eher im Verborgenen Sex zu haben? Schenke solchen Gedanken möglichst wenig Aufmerksamkeit.

Diese Bedenken lösen sich schnell auf. Bewusste sexuelle Begegnungen bei Tageslicht, wo alles natürlich und offen ist, sind für viele von uns die Erfüllung eines Traumes. Das ist so einfach. Das ist gesund und vernünftig. Ihr seid beide präsent, fähig und willig euch darauf einzulassen. Es ist ganz gewöhnlich und doch außergewöhnlich.

Bald werden alle anfänglichen Gefühle von Verlegenheit und Peinlichkeit verschwunden sein. Und ihr werdet einfach Freude daran haben, euch mit euch selbst und eurem Partner auf eine so entspannte und entspannende Weise zu verbinden. Und ihr werdet erleben, wie einfach und selbstverständlich es dann ist.

Vorspiel

Präsenz und Bewusstheit sind die besten Aphrodisiaka. Erinnere dich daran: es ist bedeutsam, „wie" du etwas tust. Es geht nicht darum, „was" du tust. Das ist für das Vorspiel die einzige Regel. Osho sagt: „Tantra lehnt nichts ab, sondern transformiert alles." Und das bedeutet, dass Bewusstheit jede Situation wandelt. Jede Handlung, die ihr bewusst ausführt, wandelt sich schon durch die Bewusstheit. Und das bedeutet wiederum, dass ihr alles machen könnt, wenn ihr dabei bewusst seid und wenn ihr beide damit einverstanden seid.

Wir empfehlen euch: bleibt dabei einfach, unschuldig und forschend – ohne einem Programm zu folgen oder euch unter Druck zu setzen. Geht in euren Körper und genießt es im Körper zu sein. Berührt euch, streichelt euch, küsst und umarmt euch und bleibt dabei bewusst. Bleibt bei jeder Bewegung oder Geste präsent, ohne irgendwohin zu wollen; seid in aller Unschuld einfach da, in jeder Situation. Alles, was ihr tut, wandelt sich durch diese Bewusstheit. Jede Art von Berührung sollte das Energiefeld des anderen Menschen erweitern – und nicht einschränken. Wenn du dir dessen bewusst bist und bleibst, dass du deine Partnerin nicht zu erregen oder geil zu machen brauchst – dann wird das Vorspiel ganz einfach. Erregung bewirkt nämlich oft, dass das Energiefeld schrumpft – genau wie jede Körperberührung mit zu festem Druck. Probiere stattdessen federleichte Berührungen aus.

Wir wissen von vielen Frauen, dass die übliche Art und Weise, wie sie von Männern berührt oder stimuliert werden, im Grunde bewirkt, dass sie abgetörnt sind! Diese Tatsache wird manchen von euch einerseits sehr ernüchtern. Andererseits kannst du dich endlich entspannen, denn das bedeutet, dass du viel weniger herumfummeln und herumraten musst.

Frauen und ihr Körper sprechen vor allem auf die Präsenz und die Bewusstheit des Mannes an. Und bewusst zu sein ist immer mühelos – verglichen mit der ganzen „action", die normalerweise beim Sex stattfindet. Wahrscheinlich ist es für dich zunächst schon mit einer gewissen „Anstrengung" verbunden, in deiner Präsenz zu bleiben. Doch mit einiger Übung wirst du immer leichter präsent sein können. Spüre einfach in deinen Körper hinein – er führt dich in die Präsenz. Es braucht wahrscheinlich eine Weile, bis du dich wirklich so entspannen kannst, dass du die feinstofflichen Energien spürst. Dann bleibst du auf ganz natürliche Weise präsent und damit in der Gegenwart.

Das weibliche System braucht ein Vorspiel

Für den Mann ist das Vorspiel weniger bedeutsam, weil der männliche, positive Pol meist „allzeit bereit" ist. Frauen hingegen schätzen es, wenn du ihnen Zeit und Raum gibst, um sich fürs „Liebe machen" aufzuwärmen. Eine Frau braucht Zeit und Raum, um sich in ihren Körper, in ihre Sinne und ihre Empfänglichkeit hinein zu entspannen. Für sie als empfängliche Kraft ist das ein wesentliches Grundbedürfnis. Sei geduldig und komme der Frau behutsam näher – sie wird es mehr als alles andere zu schätzen wissen. Vielleicht assoziierst du mit dem Wort „Geduld" eine Art von „Pflichtübung". Doch wir meinen es anders. Geduld bedeutet, dass du erkennst, akzeptierst und auch würdigst, dass die Frau anders ist als du. Sie braucht Zeit, um sich von innen zu öffnen – und du möchtest ja in ihren Körper hinein. Erst dann kann sich die Penetration zum „Hineingleiten" wandeln – und Sex kann zu dem werden, was er natürlicherweise ist: eine wunderbare innere Erfahrung.

Barry Long sagt: für den Mann ist „Geduld der Beginn der Stille". Stille bedeutet, dass dein System ruhig wird, dass deine Gedanken weniger werden. Die Stille ist die Fähigkeit in deinem Körper „präsent" zu sein und einen inneren Raum zu bereiten. Du bist einfach still im Hier und Jetzt – und lässt dich nicht hierhin und dorthin ziehen. Du ruhst in deinem Wesen und bist präsent für die Frau. Du erregst sie nicht, sondern du öffnest sie. Du begleitest die Frau dabei, sich zu entspannen und in sich hinein zu schmelzen. Dann bekommt sie das Gefühl zu Hause zu sein und fühlt sich ganz behaglich.

Je leichter, entspannter und langsamer ihr beginnt, desto wahrscheinlicher ist es, dass ihr lange mit Freude und Lust Liebe machen könnt.

Wenn die erste Erektion nachlässt, ist das ganz natürlich

Während du die Frau begleitest oder einfach mit ihr „bist", ist es wahrscheinlich, dass deine anfängliche Erektion etwas zurück geht. Bleib ganz ruhig und entspannt, wenn das geschieht: Wenn er „aufsteht", lass ihn aufstehen; wenn er sich entspannt, lass ihn entspannen. Lass es einfach geschehen!

Deine Erektion kommt meistens in einer Atmosphäre von

liebevoller Präsenz und Bewusstheit ohne weiteres Zutun wieder. Und wenn nicht – was soll's? Du hast immer noch, wenn du magst, die „Fünf-Sterne-Option“ des „weichen Einführens“. Denk dran: Eine wirkliche Erektion ist die natürliche Folge von Bewusstheit, Liebe und Präsenz. Das ist das magische elektromagnetische Zusammenspiel. Im 6. Kapitel haben wir das beim Thema Erektion genauer beschrieben.

Die Rolle der weiblichen Brust für deine Erektion

Besonders weise ist es, wenn du den Brüsten deine liebevolle Aufmerksamkeit schenkst. Frauen haben die tiefsten orgastischen Erfahrungen, wenn sie in ihre Brüste hinein schmelzen. Wie wir schon im vierten Kapitel geschrieben haben, sind die Brüste der positive dynamische Pol des weiblichen Körpers, wo die sexuelle Energie entsteht. Wenn sich eine Frau für eine Weile in ihre Brüste hinein entspannt und du währenddessen mit ihr bist, dann wird sie normalerweise spüren, wie sie überfließt und ihre Vagina lebendig wird. Dann ist der Körper der Frau von tiefer Sehnsucht danach erfüllt, dass dein Penis in sie „hinein gleitet“. Ihr Körper und ihr ganzes Wesen sind ein bedingungsloses „Ja“. Wenn eine Frau eine gute innere Verbindung zu ihren Brüsten hat, wirst du wahrscheinlich als spontane Antwort darauf viel leichter eine Erektion bekommen (siehe 6. Kapitel).

Es ist gut, wenn die Frau ihre Brüste selbst von innen fühlen kann. Du kannst nicht für sie fühlen – nun ja, zumindest nicht so wie sie. Doch du kannst sie auf eine Weise begleiten, die ihr hilft, sich in ihre Brüste hinein zu fühlen und sie zu spüren. Berühre beide Brüste gleichzeitig. Mit der rechten Hand berührst du die linke Brust und mit der linken Hand die rechte Brust – wenn du in einer Position bist, in der du beide Hände benutzen kannst. Ansonsten ist es auch in Ordnung nur eine

Brust zu berühren. Die Frau kann ihre andere Brust auch selbst berühren, wenn sie mag.

Das Halten der Brüste

Umfasse beide Brüste mit offenen Händen und hebe sie dabei von unten leicht an. Berühre sie dabei nur behutsam und achte darauf, dass du das Gewebe der Brüste nicht zusammendrückst oder quetschst. Dann geh mit deiner Aufmerksamkeit in deine Hände, deine Arme und Schultern – und sei einfach „präsent"; lass dich in deine Hände und in die Brüste deiner Partnerin hineinschmelzen. Forme deine Hände so, dass sie mit den Konturen zusammenpassen. Schicke der Frau durch deine Hände Liebe, Licht, Wärme, Energie und gute Schwingungen.

Lass die Brustwarzen dabei in Ruhe. Du solltest sie nicht direkt stimulieren – insbesondere nicht im beliebten „Radio-Drehknopf-Stil". Manche Frauen reagieren auf die direkte Berührung der Brustwarzen hochempfindlich. Andere Frauen erleben es so, dass die Stimulation der Brustwarzen den Pegel der Erregung, die sexuelle Temperatur erhöht und manchmal einen Orgasmus für beide auslöst. Deshalb mögen sie eher „coolen" Sex! Wenn du deine Frau zum Beispiel stehend von hinten umarmst und dabei ihre Brüste hältst (rechte Hand auf rechter Brust, linke Hand auf der linken), kann es für sie eine wunderbare Öffnung und sehr heilsam sein.

Sprecht darüber, welche Art der Berührung oder des Haltens sich für sie richtig und gut anfühlt und was deiner Frau hilft, in der inneren Verbindung mit ihren Brüsten zu bleiben. Vergiss am besten alle allgemeinen Regeln im Hinblick auf Frauen! Was sich an einem Tag gut anfühlt, stimmt am nächsten Tag vielleicht schon nicht mehr. Frauen sind hochempfindsam für die leisesten Anzeichen einer „Absicht" beim Mann. Sie können es sofort spüren, wenn hinter der Berührung des Mannes eine Absicht steckt. Und das bewirkt meist, dass sich ihr Körper dann verschließt. Lass deine Ziele und Programme weg, wenn du mit einer Frau zusammen bist. Sei einfach nur präsent – bei dir, in deinem Herzen – und teile mit der Frau dein „Sein", während du sie mit Liebe berührst und streichelst. Es ist eine hohe Kunst, eine Frau ohne Absicht zu berühren. In der Vergangenheit mag es so ausgesehen haben, als würde die Frau gegen den Mann arbeiten, weil sie dieses und jenes forderte und brauchte. Und weil der Mann so viele Voraussetzungen erfüllen musste, bis sie sich sexuell öffnete. Jetzt wissen wir jedoch, dass das „Problem" ein Missverständnis über den weiblichen Körper ist.

Es liegt nicht an irgendwelchen psychischen Widerständen, Persönlichkeitsunterschieden oder daran, dass sie kein Interesse an Sex hätte. Viele Frauen erleben es nie oder nur selten in ihrem Leben, dass ein Mann ihre sexuelle Energie auf eine Weise weckt, dass sie wirkliche orgastische Erfahrungen machen kann.

Wenn wir mit den Brüsten anfangen, anstatt die Klitoris zu stimulieren, dann wecken wir die sexuell Energie der Frau auf einer tiefen inneren Ebene. Je besser ein Mann seine Frau dabei begleiten kann, bis ihre sexuelle Temperatur angestiegen ist, desto wahrscheinlicher ist es, dass es eine für beide befriedigende sexuelle Erfahrung wird! Die tiefste Sehnsucht eines Mannes ist es, der Frau sexuelle Erfüllung durch Ekstase zu schenken – und dass er in ihrer Liebe „baden" kann und diese ihn von Kopf bis Fuss durchströmt!

Oraler Sex und Masturbation

Beim konventionellen Sex haben oraler Sex und Masturbation wegen der stimulierenden und erregenden Wirkung einen hohen Stellenwert. Wenn wir beginnen, eine feinfühligere Atmosphäre zu schaffen, dann verringert sich das Bedürfnis nach Stimulation. Dann kann es gut sein, dass manche Dinge ganz von selbst ihre Bedeutung verlieren – weil wir sie einfach nicht mehr brauchen. Oder du findest einen Weg, wie du dasselbe auf andere Art und Weise tun kannst – nach dem Grundsatz: „Tantra lehnt nichts ab, wandelt jedoch alles.“ Berühre dich selbst genauso wie deine Partnerin mit Liebe und Bewusstheit. Bringe Lebendigkeit in deinen Körper ebenso wie in ihren Körper. Geh in deine Sinne und in deine Sinnlichkeit. Lass die Lust größer werden, indem du dich entspannst. Erkunde zuerst die Täler, bevor du daran denkst, auf den Gipfel zuzugehen; vielleicht ist es dir dann auch gar nicht mehr wichtig, dorthin zu kommen. Vielleicht magst du auch damit experimentieren, wie es sich anfühlt, wenn du deinen Samen bei dir behältst.

Tantrisches Küssen

Wenn du lernst auf tantrische Weise zu küssen, hast du viel gewonnen. Das Küssen wird zum wirklichen Genuss, und gleichzeitig wirst du selber sehr „küssenswert“! Manche Frauen sagen, Küssen sei für sie intimer als Sex. Und gut küssen kann wirklich jeder, wenn er es will! Alles was du brauchst, sind entspannte Lippen bei leicht geschlossenem Mund. Bringe deine volle Aufmerksamkeit in die Lippen und sei in ihnen präsent. Beim tantrischen Küssen habt ihr vollen Lippenkontakt – und zwar für längere Zeit.

Das heißt: ihr bleibt verbunden und hört damit nicht immer wieder auf! Ihr bleibt über die Lippen verbunden, die entspannt und vollmundig miteinander verschmolzen sind. Kommt zusammen und bleibt zusammen! Ein tantrischer Kuss kann durchaus ein paar Stunden dauern. Beide Partner gehen mit Präsenz und Bewusstheit in ihre Lippen – sie werden zu ihren

Lippen. Mit etwas Übung kannst du dabei sogar das Gefühl haben, als würdest du aus einer Quelle trinken.

Deine Zunge bleibt bei der tantrischen Art des Küssens normalerweise in deinem Mund. Wenn sie überhaupt aus deinem Mund herauskommt, dann nur ein wenig und ganz zart. Vielleicht so, dass sich die Zungenspitzen sanft berühren oder du die Lippen der Frau damit zart massierst. Der berühmte französische Zungenkuss kann die Erregung des Mannes heftig erhöhen und eine frühe Ejakulation auslösen.

Das heißt, benutze deine Zunge achtsam. Beim tantrischen Küssen könnt ihr auch die Lippen und die Genitalien gleichzeitig zusammenbringen. Dabei kann das Gefühl entstehen, dass sich in der Verbindung von Lippen und Hüften euer erotischer Kreis schließt. Wie bei fast allem, braucht man auch zum Küssen Übung; deshalb übe einfach so lange, bis du den tantrischen Kuss „raushast". Eines Tages wirst du auf einmal merken, dass du „angeschlossen" bist! Wahrscheinlich sieht keiner von außen etwas – außer dass ihr nicht aufhört! Es sieht wie ein normaler Kuss aus, doch in eurem Inneren kann es eine zutiefst verbindende und elektrisierende Erfahrung sein.

Stellungen beim Sex

Die Stellungen als solche haben keine so große Bedeutung. Eine Stellung ist ebenso gut wie die andere – solange ihr sie genießt und es sich für euch gut anfühlt. Was bedeutsam ist, dass ihr in der Stellung präsent seid – egal welche es gerade ist. Außerdem ist es hilfreich, wenn die Stellung für die Übereinstimmung zwischen Penis und Vagina günstig ist und den Fluss der Lebenskraft erleichtert. Bleibt in jeder Situation so lange wie möglich körperlich ineinander. Natürlich ist das keine Regel – es dient nur zu eurer Orientierung.

Ändern der Stellung durch rotierende Bewegungen

Wenn ihr die Stellung ändert, erhöht es eure Bewusstheit und erleichtert euch die Präsenz. Ihr könnt die Stellung immer wieder ändern, um die Wahrnehmungsfähigkeit von Penis und Vagina wieder aufzufrischen. Und ihr könnt natürlich die Stellung ändern, wenn ihr das Bedürfnis habt euch zu bewegen, wenn ihr am Einschlafen seid oder euch strecken möchtet.

Die Abbildungen auf den nächsten Seiten zeigen Stellungen, die wir als „rotierenden" Stellungen bezeichnen. Es sind Stellungsänderungen, bei denen die Partner kreisförmige, dreidimensionale Bewegungen machen, die um einen zentralen Punkt herum kreisen: nämlich den Penis in der Vagina. Diese Verbindung ist der Mittelpunkt, um den sich eure Körper drehen, um eine neue Stellung einzunehmen. Achtet beim Bewegen der Körper darauf, dass Penis und Vagina in Verbindung bleiben. Wenn der Penis hinaus gleitet, dann lasst ihn schnell wieder hineingleiten. Das kann der Mann oder die Frau tun – für wen es gerade leichter ist. Es ist alles in Ordnung, wenn das geschicht. Sinn für Humor wird euch dabei helfen.

Der Ausgangspunkt für die auf den nächsten Seiten dargestellten Sequenzen von Stellungen ist die „Scherenstellung". Diese könnt ihr – wie im 6. Kapitel beschrieben – auch für das „weiche Einführen" einnehmen. Sie ist erfahrungsgemäß eine gute Stellung zum Anfangen. Dabei liegt der Mann auf der Seite und die Frau auf dem Rücken. Das ist für beide entspannend und leicht. Wechselt die Seiten – gewöhnt euch nicht an nur eine Seite. Die Scherenstellung ist genauso wunderbar für das langsame „Einführen" mit Erektion und auch sehr bequem, um ein Nickerchen zu machen!

Die Stellung könnt ihr nach fünf, fünfzehn oder fünfzig Minuten wechseln – , sooft wie ihr wollt. Die Stellung wechselt ihr am besten langsam. Dann können sich alle Bewegungen mit

Bedacht Schritt für Schritt in Ruhe entfalten und eure Körper können sich wieder neu zusammenfinden.

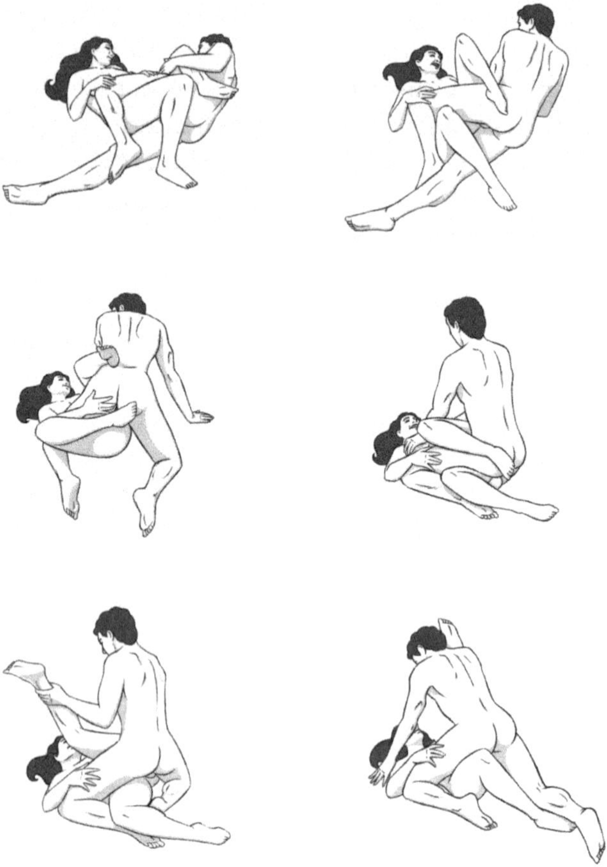

Abbildungen diese und nächste Seite: Sequenz der rotierenden Stellungen von vorn

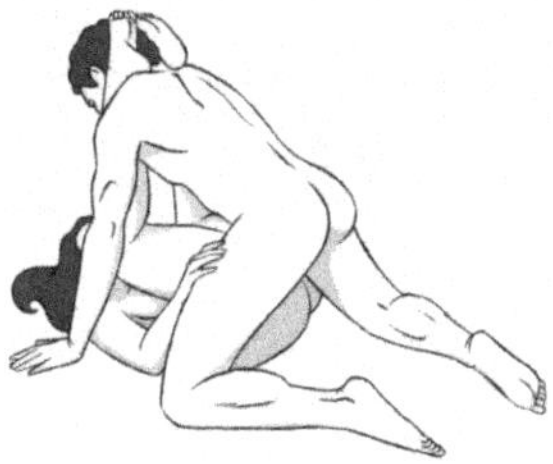

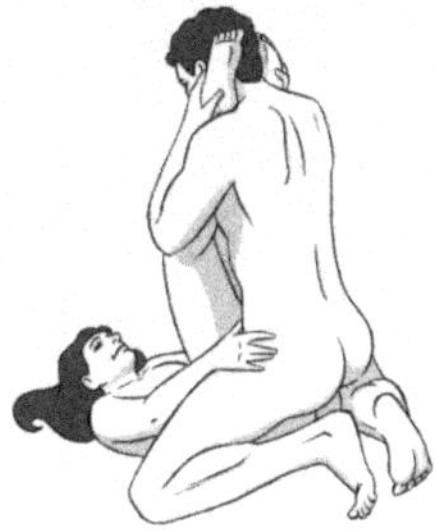

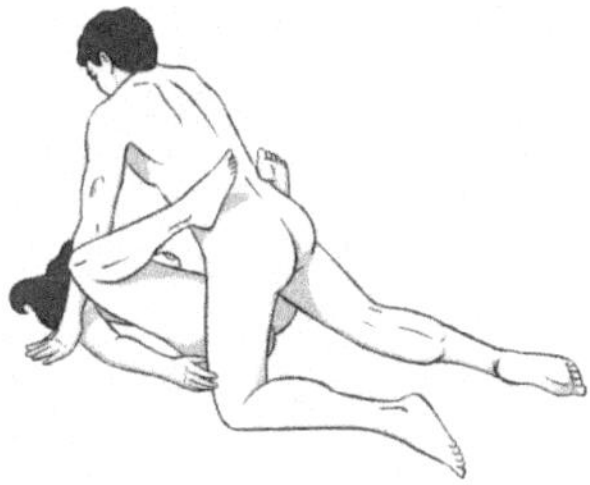

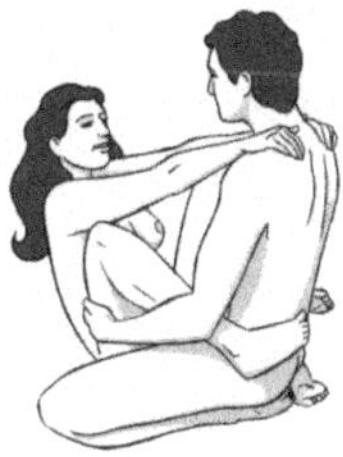

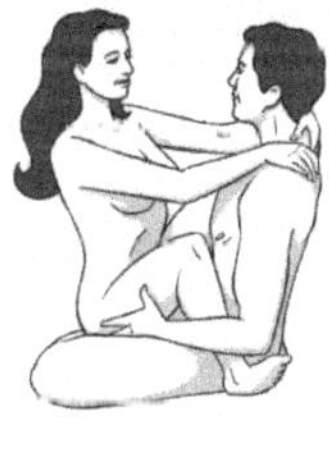

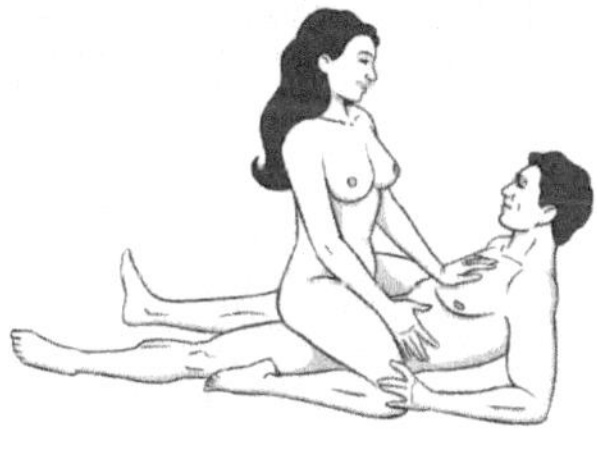

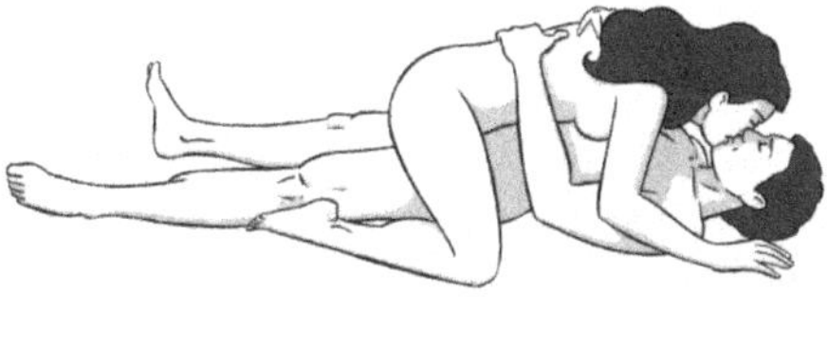

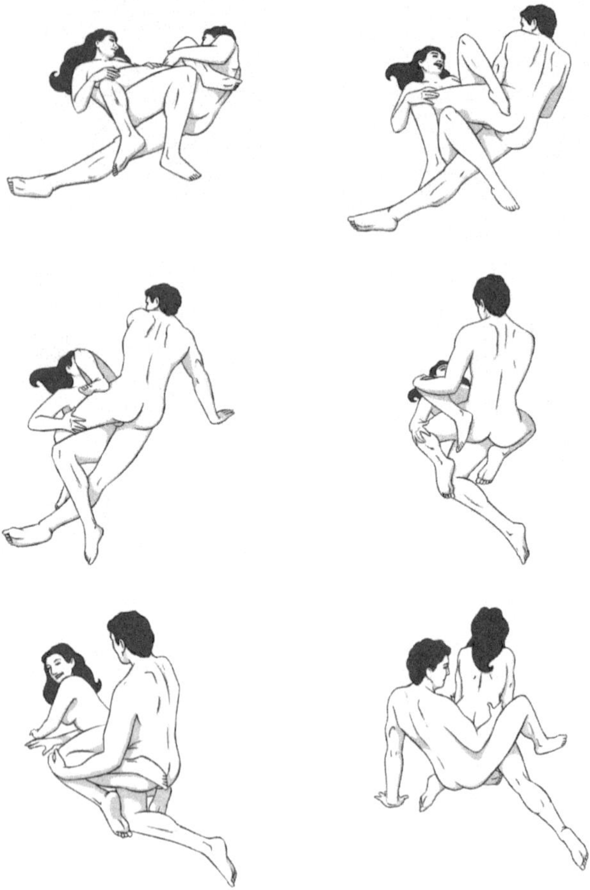

Abbildungen diese und nächste Seite: Sequenz der rotierenden Stellungen von hinten

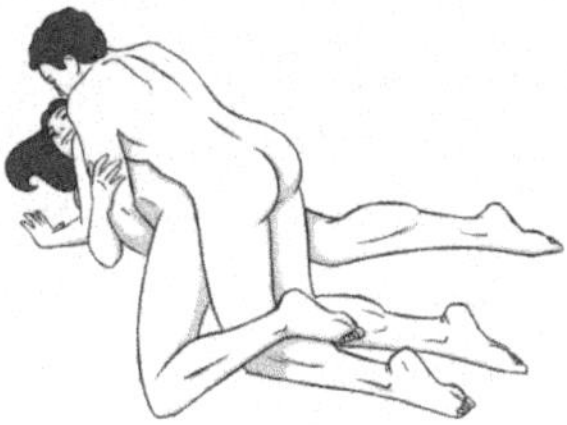
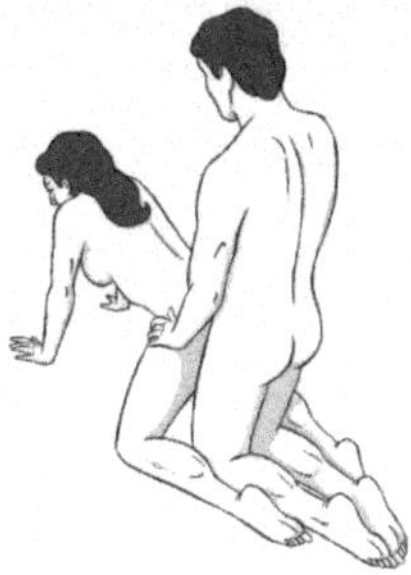
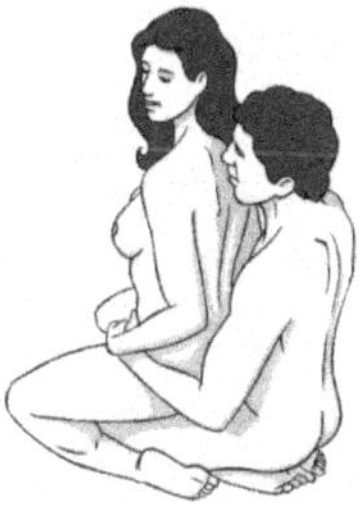
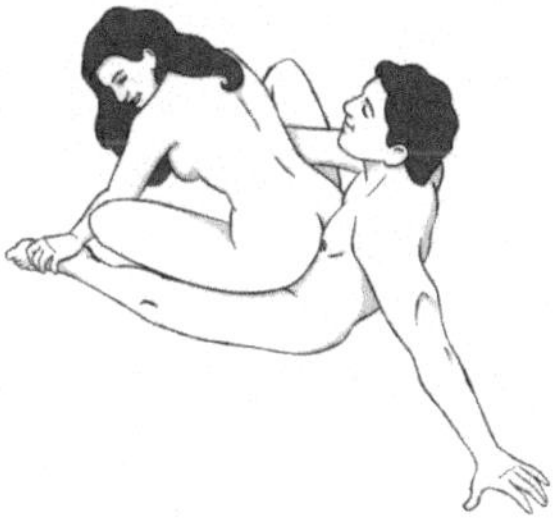
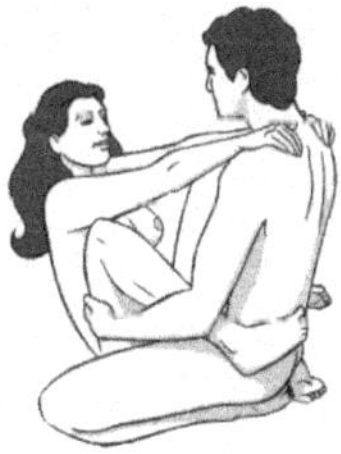
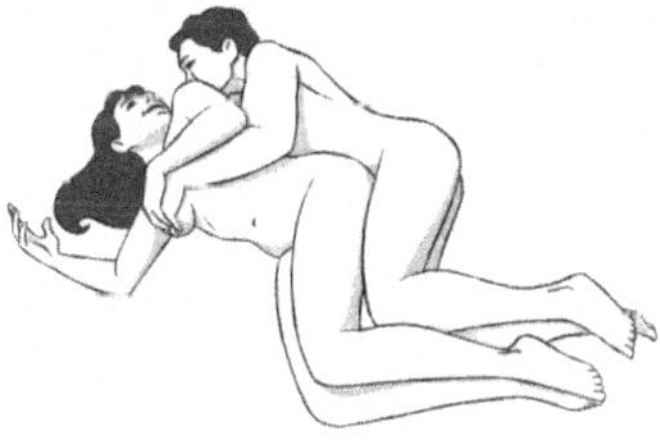

Erfahrungsbericht eines Mannes:

„Den größten Stress hatte ich immer damit, dass ich nicht genug Sex bekam. Zwei Dinge haben dazu beigetragen, dass ich diesen Grund für Stress kaum mehr habe. Als erstes habe ich gelernt, den Sex zu planen. Geplanter Sex! Noch vor kurzer Zeit hätte das in meinen Ohren furchtbar geklungen. Sex muss doch spontan sein – man muss Schmetterlinge im Bauch haben, und ich muss geil sein, sonst funktioniert es nicht. Heute plane ich den Sex mit meiner Frau: Montag Abend, acht Uhr – das ist bei uns die Zeit für die Liebe, mindestens eine Stunde oder zwei Stunden. Dann schauen wir jede Woche noch einmal auf den Kalender, wann wir sonst noch Zeit für Sex einplanen wollen. Das heißt nicht, dass keine Spontaneität mehr da ist. Spontane Liebesbegegnungen finden oft im Urlaub statt. Unter der Woche, wenn wir arbeiten, kommt es eher selten vor. Doch der Zeitplan hat den Effekt, dass wir uns zweimal pro Woche wirklich Zeit nehmen für etwas, das uns beiden sehr wichtig ist. Das ist besonders für mich als Mann eine große Befreiung von der Anspannung, dass ich nicht genug kriegen könnte. Ich weiß, dass ich mindestens zwei Mal pro Woche Sex habe. Ist das nicht wundervoll? Der Grund, warum geplanter Sex fast immer möglich ist, ist Tantra. Ich habe gelernt, meiner Frau zu begegnen, ohne dass der Fokus auf meine sexuelle Gier und die Erregung gerichtet ist. Heute benutze ich das Wort „Sex" kaum noch, ich rede lieber davon, Liebe zu machen. Wenn wir Liebe machen, dann stimmen wir uns zuerst in Form einer gemeinsamen Meditation aufeinander ein. Das tut mir jedes Mal gut, um mir selbst zu begegnen, mich zu öffnen, in meine eigene männliche Kraft zu kommen, bevor ich mich meiner Frau nähere. Für eine Weile hatten wir die

Meditationen vor dem Liebemachen weggelassen. Dann haben wir uns oft in Diskussionen verwickelt; die Energie kam nicht ins Fließen, oder es geschah fast gar nichts. Im Allgemeinen wird das Liebemachen leichter, liebevoller und intensiver, wenn ich vorher meditiere.
Zweitens ist durch Tantra unsere Liebe in eine völlig neue Dimension aufgestiegen. Sie ist erfüllend, nachhaltig und sehr lebendig. Der „Trick" besteht darin (und das ist wirklich wahr!), dass ich mir beim Liebesakt meiner selbst bewusst bin. Das ist genau das Gegenteil von der Vorstellung, die ich früher davon hatte, nämlich alles Mögliche zu tun, um den Sexakt für meine Frau genussvoll zu machen, und von der Erwartung, dass sie mich so bald wie möglich zu einem tollen Orgasmus bringt."

„Und während du Liebe machst, vergiss den Orgasmus. Sei stattdessen in einem entspannten Zustand mit dem Mann; entspannt euch ineinander. Im Westen ist der Kopf ständig damit beschäftigt zu denken, wann man kommt und wie man es schnell und toll macht – und dies und jene ... Gedanken lassen die Körperenergien nicht fließen; sie lassen den Körper nicht seinen Weg gehen – der Verstand mischt sich ständig ein.
Entspanne dich mit dem Mann. Wenn nichts geschieht, dann braucht auch nichts zu geschehen. Wenn nichts geschieht, dann ist es genau das, was geschieht. Und auch das ist schön! Der Orgasmus ist nicht etwas, das jeden Tag geschehen muss. Der Sex sollte so sein, dass ihr einfach zusammen seid, dass ihr einfach ineinander verschmelzt. Dann kann man eine halbe Stunde, eine Stunde lang Liebe machen und sich dabei einfach ineinander entspannen.
Dann seid ihr völlig ohne Gedanken, denn der Verstand wird dabei nicht gebraucht. Liebe ist der einzige Akt, bei dem man den Verstand nicht braucht. Und in dieser Hinsicht liegt der Westen völlig falsch – er bringt sogar dabei den Verstand mit ins Spiel!"

Osho, The Open Secret

8. Sexuelle Heilung und männliche Autorität

„Wenn in der Meditation zwei Meditierende ihre Energie miteinander teilen, ist die Liebe eine Konstante – sie ändert sich nicht. Sie nimmt die Qualität der Ewigkeit an. Sie wird göttlich. Die Begegnung von Liebe und Meditation ist die großartigste Erfahrung des Lebens, und nur dann wird die Dualität zwischen Mann und Frau wirklich verschwinden.

Osho, The Rebellious Spirit

LAUT OFFIZIELLEN STATISTIKEN IST JEDE FÜNFTE FRAU AUF DIE eine oder andere Weise sexuell missbraucht worden. Nach unserer Erfahrung sind es weit mehr. Viele Männer werden also einer Frau begegnen, die missbraucht worden ist. Meistens erfahren sie jedoch nichts davon, denn die Frauen erzählen ihnen ihre Geschichte normalerweise nicht – sie schämen sich zu sehr. Oder sie könnten sie gar nicht erzählen, weil sie die Erlebnisse so tief verdrängt haben, dass sie sich nicht mehr daran erinnern.

Wir sagen aufgrund unserer Erfahrung, dass fast jede Frau zu einem gewissen Grad misshandelt oder missbraucht worden ist. Und das kann durch harten und unbewussten konventionellen Sex geschehen sein. Aufgrund der sexuellen Prägung herrscht ein weit verbreitetes Missverständnis darüber, wie sich der weibliche Körper öffnet und auf die männliche Energie antwortet (siehe 4. Kapitel). Und umgekehrt ist es genauso: Durch mangelnde Bewusstheit und Information ist die Art und Weise, wie Männer üblicherweise beim Sex mit ihrem Körper umgehen, ebenfalls ein Missbrauch; sie gehen missbräuchlich mit ihrer ureigenen männlichen Energie um. Und das bewirkt, dass ihr System verhärtet und zu stark „geladen" ist.

Männliche Empathie für den Schmerz der Frauen

Viele Männer sind aufrichtig besorgt und bekümmert darüber, dass Frauen durch Sex so viel Schmerz und Leid erlebt haben – und immer noch erleben. Gleichzeitig fühlen sich die Männer hilflos, machtlos und nicht in der Lage, der Frau auf einer so heiklen Ebene „Hilfe“ oder „Heilung“ anzubieten.

Sexueller Missbrauch ist eine tiefe Verletzung, die langfristige – manchmal lebenslange – Auswirkungen auf das Leben einer Frau haben kann. Die Erinnerungen in ihrem Körper und die Narben in ihrer Psyche können eine Frau zutiefst beeinträchtigen – in ihrer Fähigkeit zu lieben und ihren Körper und Sex zu genießen. Zuweilen tauchen diese Missbrauchsthemen aus der Vergangenheit in einer Beziehung plötzlich und unerwartet auf. Sie führen zu Problemen, die Konflikte auslösen und die Partner unglücklich machen. Manche Männer haben angesichts des sexuellen Unrechts, das ihre Frau in der Vergangenheit erlebt hat, sogar latente Schuldgefühle in Verbindung mit Sex.

Die Anregungen in diesem Kapitel bieten Männern eine ermutigende Alternative und eine neue Ausrichtung für ihre sexuelle Energie. Das ist sowohl für Männer als auch für Frauen gleichermaßen heilsam. In diesem Kapitel geht es um sexuelle Heilung und die Autorität des Mannes. Als Grundlage dazu dient uns ein Vortrag, den Michael während unserer Seminare hält. Teilweise haben wir ergänzende Textstücke um der Klarheit willen eingefügt. Michael hält diesen Vortrag am Ende des *Making Love*-Seminars. Er beschreibt den letzten Schritt der sexuellen Heilung. Einige der Themen und Aspekte, die wir in den vorangegangenen Kapiteln ausführlich beschrieben haben, greifen wir hier wieder auf – wir fassen sie in einem „Bild“ zusammen.

Die Vagina ist für die Frau bedeutsam – nicht die Klitoris

Wir werden hier ganz konkret beschreiben, wie Mann und Frau ihre Empfindsamkeit so verfeinern können, dass sie ihre natürliche Polarität leben und entwickeln können und sich mehr füreinander sensibilisieren können. Zunächst untersuchen wir die Rolle der Klitoris. Wie beeinflusst sie die Fähigkeit der Frau zu „empfangen"?

Beim konventionellen Sex wird die Klitoris oft als das wichtigste Organ für die Sexualität und den Orgasmus der Frau angesehen – sowohl von den Frauen selbst als auch von den Männern. Daher konzentrieren sich beide meist auf diesen Bereich. Die Klitoris liegt ein ganzes Stück außerhalb der Vagina – die Aufmerksamkeit richtet sich also wesentlich auf einen Punkt außerhalb der Vagina.

Zudem bewegt sich der Mann mit seinem Penis nur im vorderen Bereich der Vagina hin und her. In den ersten paar Zentimetern der Vagina sind Muskelringe, die den Penis „drücken" und daher leicht stimulieren. Das ruft beim Mann angenehme Empfindungen hervor. Diese beiden Faktoren sind der Grund dafür, dass der Fokus der Frau nach außen gerichtet ist. Ihre Aufmerksamkeit und Bewusstheit wandern nach „außen", in den vorderen Bereich der Vagina und zur Klitoris. Oft schließen Frauen den tiefer liegenden Bereich rund um den Muttermund, um ihn vor harten Stößen zu schützen, die ihr wehtun. Manchmal macht dieser Bereich auch unwillkürlich „zu", weil im Vaginalgewebe alte, schmerzhafte Erinnerungen „gespeichert" sind. Die Ursprünge dieser gespeicherten Erinnerungen sind oft viele einzelne Ereignisse, die ganz unterschiedlich sein können. Die „Liste" ist lang: es kann sein, dass die körperlichen und psychischen persönlichen Grenzen der Frau oft übergangen wurden. Oder sie erlebte zu aggressiven Sex, erlitt sexuellen Missbrauch, Vergewaltigung, Abtreibung oder grobe gynäkologische

Untersuchungen. Oder es sind Spannungen, die sie von ihrer Mutter übernommen hat.

Gespeicherte Spannungen stören die weibliche Empfänglichkeit

Spannungen, unangenehme Erinnerungen und der Fokus auf die Klitoris führen dazu, dass sich der weiter innen liegende Bereich der Vagina verschließt. Er ist dann weniger zugänglich und verschwindet damit mehr oder weniger aus der Wahrnehmung der Frau. Und normalerweise ist dann auch in diesem tieferen Bereich der Vagina ein entsprechender Mangel an Bewusstheit und Vitalität. Gleichzeitig schätzen jedoch die meisten Frauen diese Stelle in ihrem Körper: Wenn dein Mann wirklich tief in dir drin ist, was möchtest du dann sagen? „Bleib da!" Und das hat mit einem ganz besonderen Gefühl dort innen zu tun.

Wir nennen diesen Bereich: „Garten der Liebe". Es ist der Eingang zur Gebärmutter, der Muttermund. Doch meist bewegt sich der Mann (durch seine Stoßbewegungen) von dort immer wieder so schnell weg, dass die Frau gar keine Chance hat, den „Garten der Liebe" wahrzunehmen. Deshalb ist der Ort in der Frau, an dem sie am empfänglichsten, am weiblichsten ist, an dem sie den göttlichen Nektar der Weiblichkeit erfahren kann, für sie – und dadurch auch für den Mann – oft unerreichbar. Wenn ein Bereich verschlossen ist, zeigt sich das darin, dass er taub, empfindungslos und innerlich nicht spürbar ist. Das wirkt sich auf die weibliche Qualität der Empfänglichkeit und damit auf das sexuelle Erleben der Frau insgesamt aus.

Wenn eine Frau zum Beispiel sexuellen Missbrauch erlebt hat, kann sie eine Therapie machen, die sie darin unterstützt, das Trauma aufzulösen. So eine Therapie ist sicher hilfreich; dennoch bleiben normalerweise immer noch Erinnerungen im

Gewebe der Vagina, auf der Zellebene, gespeichert. Die Empfänglichkeit der Frau ist so immer noch mehr oder weniger stark eingeschränkt. Doch glücklicherweise hat uns die Natur ein magisches Instrument geschenkt, das diese Erinnerungen und Spannungen in der Frau heilen kann, damit sie wieder Zugang zu ihrer Empfänglichkeit und Weiblichkeit hat. Und dieses magische Instrument ist der Penis!

Es gibt auch Methoden, die Innenwände der Vagina mit den Fingern zu massieren, um solche Spannungen zu lösen. Es ist jedoch ein großer Unterschied im Vergleich zu einer „Massage" durch den Penis. Eine Fingerspitze – und das „Profil" des Fingerabdrucks darauf – sind verhältnismäßig rau und grob. Die Fingerspitze ist fast wie Sandpapier – im Vergleich zu der feinfühligen Spitze des Penis. Außerdem besteht zwischen Finger und Vagina keine elektromagnetische „Verbindung". Zwischen Penis und Vagina hingegen ist dieses elektromagnetische Potenzial, dieser natürliche Energiefluss vorhanden – es ist also wesentlich mehr als nur eine Massage.

Die Penisspitze ist ein reinigender und heilender Katalysator

Der Penis ist von Natur aus so beschaffen, dass er alle Spannungen in der Vagina lösen kann. Die Spitze des Penis ist wie ein hochempfindlicher Magnet, der die Fähigkeit hat, die störenden Spannungen nach außen zu ziehen und das Vaginalgewebe zu reinigen. Und wie durch ein Wunder wird er dabei selbst gereinigt. Es ist ein wechselseitiger Reinigungskreislauf: Der Mann reinigt die Frau, und dadurch wird auch er gereinigt.

Wir Männer tragen nämlich auch Traumata und Erinnerungen oder angesammelte Spannungen aus unserer sexuellen Vergangenheit mit uns herum. Und wir haben unseren Penis auf eine bestimmte Weise gebraucht oder eben missbraucht.

Außerdem sind auch Männer oft Opfer von sexuellem Missbrauch – wie es scheint allerdings nicht so häufig wie Frauen.

Indem wir mit dem Penis bewusst in der Frau sind, präsent sind und ihre Spannungen lösen, wird er reiner und empfindsamer. Es ist bedeutsam, dir klarzumachen, dass der Penis kein Staubsauger ist, der alles aufsaugt – und dann sitzt du da mit einem vollen Sack... Der Penis ist wie ein Katalysator, der die Lösung von Spannungen in Gang bringt. Der Penis kann Spannungen aus der Vagina befreien. Durch diesen Prozess lösen sich auch die Spannungen beim Mann und seine männliche Energie verfeinert sich. Sein Penis verliert die „Überladung" und wird geschmeidiger, einfühlsamer und entspannter. Wir finden, das ist eine gute Botschaft. Ein bewusster Penis kann sehr viel Heilung bringen – und ein unbewusster Penis eine Menge Schaden anrichten.

Warum gibt es auf dieser Welt soviel Unglück, soviel Gewalt, Zerstörung und Katastrophen? Ich glaube, es liegt im Wesentlichen daran, dass die männlichen und weiblichen Kräfte nicht im Gleichgewicht sind.mSehr viele Frauen sind in den vergangenen Jahrhunderten wirklich schlecht behandelt worden. Vielleicht ist es hier und heute in dieser westlichen Gesellschaft nicht so offensichtlich, doch wenn man in andere Länder oder andere Kulturen reist und sieht, wie Frauen heute immer noch behandelt werden, ist das schockierend. Männer haben Frauen jahrhundertelang für ihre eigenen selbstsüchtigen Zwecke benutzt. Sie haben sie gebraucht, missbraucht, und wenn sie nicht mehr interessant für sie waren, haben sie sie verlassen und sich eine neue Frau genommen.

Vielleicht ist das nicht deine persönliche Geschichte als Mann. Doch diese ganzen Erfahrungen und Erinnerungen sind seit Jahrhunderten im kollektiven Bewusstsein gespeichert – und deshalb auch in jeder Frau.

Bewusste Liebe kann die Vergangenheit heilen

Wenn der Mann also immer bewusst mit Liebe und Präsenz in die Frau hineingeht, kann er seinen Teil dazu tun, historisch entstandenes Ungleichgewicht wieder auszugleichen. Frauen tragen ihre Vergangenheit die ganze Zeit mit sich herum, ohne sie wirklich abschütteln zu können. Ein bewusster, liebevoller Penis kann diese ganze schmerzhafte Vergangenheit heilen. Er kann die Frau davon befreien und sie wieder zur wahren Essenz ihres Wesens zurückbringen – und diese Essenz ist Liebe.

Es gibt darüber einen sehr guten Vortrag von Barry Long mit dem Titel „Love brings all to Life“ (siehe Buchempfehlungen). Er spricht über die Geschichte von Pygmalion. Pygmalion war ein Bildhauer, der eines Tages beschloss eine lebensgroße Statue aus Stein von der Frau seiner Träume zu machen, der Frau seines Herzens, der schönsten Frau, die er sich vorstellen konnte. Er arbeitete mit Leidenschaft an dieser Statue. Und als er damit fertig war, ging er um sie herum, schaute sie an, streichelte sie; schließlich fing er an sie zu küssen und zu lieben. Er verliebte sich in die Statue und liebte sie so sehr, dass sie anfing sich zu bewegen und zum Leben zu erwachen.

Barry Long sagt, dass die Frau schon ein wenig versteinert auf die Welt kommt – sie ist bereits in einer Abwehrhaltung, ein wenig verhärtet. Und dafür gibt es einen guten Grund: sie ist sehr lange misshandelt und missbraucht worden. Deshalb kommt sie schon mit einem Schutzschild hier an und ist nicht wirklich offen für die Liebe. Und Barry Long sagt auch, dass es die „Aufgabe“ des Mannes in der heutigen Welt sei, wie Pygmalion die Frau so sehr zu lieben, dass sie ihre Versteinerung und ihre Abwehr loslassen kann. Und damit sie wieder das sein kann, wofür sie von Gott geschaffen ist: reine Liebe.

Die weibliche Essenz ist Liebe, die männliche Essenz ist Meditation

In ihrer Essenz ist die Frau reine, bedingungslose Liebe. Wir alle können das sehen und spüren, wenn eine Frau ein Kind hat. Mit einem Kind manifestiert sie ihre bedingungslose Liebe.

Der Mann ist in seiner Essenz reine Präsenz, reine Meditation. Es gibt auf dem spirituellen Weg zwei Richtungen oder Polaritäten: die eine ist Liebe und Hingabe; die andere ist Meditation, Präsenz, im Hier und Jetzt sein. Osho sagt: dies sind die beiden höchsten Polaritäten, die es gibt. Liebe ist weiblich, Präsenz ist männlich. Wenn sich eine Frau in der Liebe entspannt, wächst ihre Meditation und Präsenz ganz von selbst. Und wenn sich ein Mann in der Meditation und in seiner Präsenz entspannt, wächst die Liebe in ihm ganz von selbst. Durch Reinigung auf der Zellebene kann eine Frau wieder das sein, wofür sie „gedacht" ist: Sie kann sich selbst wieder als reine Liebe erfahren. Und der Mann lernt, sich in der Präsenz zu entspannen – er erfährt seine Fähigkeit im Hier und Jetzt zu sein, in der Gegenwart verwurzelt zu sein. Und insbesondere lernt er, in der Frau präsent zu sein, in seinem Penis präsent zu sein. Und das ist alles, was eine Frau von einem Mann will: dass er für sie präsent ist.

Sie ist nicht wirklich daran interessiert, dass er als Liebhaber großartige Leistungen vollbringt, sondern dass er für sie präsent ist, während er in ihr ist. Es kann sein, dass manche Männer jetzt denken: „Das kann ja wohl nicht wahr sein, denn die Frauen bestehen selber oft darauf, dass man ihnen eine gute Dosis harten und aggressiven Sex gibt." Eine solche Aussage der Frau spiegelt jedoch nur ihre sexuelle Prägung wieder. Durch sie ist sie selbst „männlicher" geworden und das ist besonders dann so, wenn die Erregung einen hohen Stellenwert bei ihr hat. Es liegt an der Frau, dieses Verhalten oder Muster zu hinterfragen.

Ein wahrer Mann zeigt sich durch Präsenz

Viele Männer suchen nach einer bestimmten Art von männlicher Autorität. Was bedeutet es wirklich, ein Mann zu sein? Ich habe im Lauf der Jahre entdeckt, dass Mannsein einfach meine Fähigkeit ist, präsent zu sein.

Präsent sein heißt, dass der Mann nicht mit einem hungrigen oder fordernden Penis in die Frau eindringt – also mit einem emotionalen Penis (siehe Kapitel 9). Sondern er kommt mit einem wachen, behutsamen Penis zu ihr hinein – mit einem Penis, der liebevoll und präsent ist.

Der Penis bringt dann einen Prozess in Gang, der die schmerzhaften Erfahrungen der Vergangenheit heilt, die sich im Körper der Frau angesammelt haben. Und kann sich die Frau entspannen und sich zu öffnen – sie kann loslassen, was versteinert ist und wieder reine Liebe sein. So kommt sie mit den ursprünglichen weiblichen Eigenschaften wieder in Kontakt. Und es gibt für einen Mann nichts Beglückenderes, als zu erleben wie diese Verwandlung vor seinen eigenen Augen geschieht.

Es ist nicht so, dass wir dadurch mehr tun müssen, dass wir noch eine Last mehr zu tragen oder noch einen Job mehr zu erledigen haben. Betrachte es als edle Aufgabe, als eine Ehre. Es ist keine Arbeit, die du machen musst, sondern die Existenz hat dir als Mann diese Fähigkeit verliehen, diese Aufgabe gegeben, auf bewusste Art und Weise in der Frau zu sein. Wir sind dafür auserwählt, das gibt uns Selbstvertrauen und verschafft uns Autorität. Viele Männer kommen am Ende des Seminars zu uns und sagen, dass sie Männlichkeit endlich als etwas Konstruktives sehen können – als etwas, das ihr Leben verändert hat. Es stimmt, wenn du mit deiner sexuellen Natur kooperierst, wirst du tatsächlich reifer und wirst „mehr" Mann. Du bist präsenter, entspannter, verbunden mit deinem Wesen und ein liebevollerer Mensch.

Unsere Macht, die Geschichte des Missbrauchs zu wandeln

Ein Mann kann einer Frau schweren Schaden zufügen, wenn er sie als „Container“, als Raum benutzt, in den er aus selbstsüchtigen Gründen seine Spannungen ablädt. Wenn ich aber meine selbstsüchtigen Gründe einmal durchschaut habe und die größeren Zusammenhänge erkenne, dann sehe ich: Es gibt tatsächlich etwas, das wir Männer tun können. Wir können die Geschichte umdrehen, und zwar genau jetzt! Was seit Jahrtausendem aus dem Gleichgewicht geraten ist, können wir ab heute ändern. Und so ist es tatsächlich: Für die heutigen Probleme auf der Welt gibt es keine Pauschallösungen – keine politischen Lösungen.

Es gibt nur eine Lösung, und sie beginnt bei dir und mir, bei Mann und Frau. Wenn man als Paar das Gleichgewicht wiederherstellen kann, wenn zwischen Mann und Frau Frieden und Harmonie ist, dann leistet man wahre Friedensarbeit für diese Welt. Ich glaube nicht, dass es eine andere Möglichkeit gibt.

Ihr werdet es erleben: Wenn ihr hier – in eurer Beziehung – ein Gleichgewicht schafft, dann strahlt es in die ganze Welt hinaus. Die Menschen um euch herum werden es spüren – eure Familien, Freunde, selbst Fremde. Und wenn ihr vielleicht manchmal denkt: „Na ja, das ist doch langweilig… nicht so prickelnd…“, dann richtet eure Aufmerksamkeit auf diesen größeren Zusammenhang und erinnert euch daran, dass wir alle von einem viel größeren Energiefeld umgeben sind und wir ein Teil davon sind.

Tiefes Ineinandersein mit durchlässigem Kontakt

Und was kannst du nun konkret tun, um die natürliche Polarität zu vertiefen, damit Reinigung und Heilung geschehen kann? Wenn eine Erektion da ist, führe den Penis ganz langsam in die

Vagina ein. Achtet beide auf Stellen, die wehtun oder sich fremd, merkwürdig oder taub anfühlen – und bleibe mit deinem Penis genau an dieser Stelle. Die Frau sagt dir, wo diese Stellen sind oder du spürst sie selbst. Und diese Stellen können überall sein – gleich am Eingang der Vagina, an den Wänden und im innersten, tiefen Bereich der Vagina, im „Garten der Liebe".

Wir empfehlen, dass ihr dabei sanften Augenkontakt haltet. Die geöffneten Augen helfen euch, präsent, offen und im Hier und Jetzt zu bleiben. Außerdem kann man in den Augen des anderen manchmal ganz subtile Reaktionen und Gefühle sehen, so dass du Informationen darüber bekommst, was innerlich in ihm vorgeht.

Normalerweise sind Schmerzen etwas, das wir vermeiden: Wir wollen die Stellen, die uns wehtun, nicht anrühren – das ist ganz natürlich. Doch wir empfehlen, diese Stellen ganz absichtlich zu suchen. Schmerz oder mangelnde Sensibilität weisen auf die Stellen hin, an denen Spannungen und Erinnerungen festsitzen, wo noch ein Stück Vergangenheit im Vaginalgewebe gegenwärtig ist. Genau da gehe nun mit dem Penis hin, sehr bewusst, mit großer Achtsamkeit und Aufmerksamkeit und nimm mit diesen Stellen Kontakt auf. Geh nur sanft in Kontakt mit dem Schmerz, stoße nicht in den Schmerz hinein, um nicht weitere Schmerzen zu erzeugen. Bleibe in einem „durchlässigen" Kontakt mit diesen Stellen. Achte darauf, dass du dabei nicht gegen die Wand der Vagina stößt. Das löst sonst sehr wahrscheinlich eine mehr oder weniger starke unwillkürliche Abwehrreaktion aus.

Wenn du eine empfindliche Stelle findest, dann ziehe deinen Penis um einen Millimeter zurück – es ist mehr so, als würdest du deine Absicht ein Stück zurücknehmen. Auf diese Weise entsteht Raum, so dass die Energien fließen und die Dinge in Bewegung kommen können. Und dann bleibe da – genau an der Stelle, ohne dich zu bewegen; bleibe einfach tief in ihr. Deine

Frau kann dir mit einfachen Worten sagen, was geschieht, und du kannst dasselbe tun.

Wenn ihr erst einmal damit anfangt, werdet ihr eine Art Entdeckungsreise machen: Ihr werdet alle Seiten der Vagina berühren, den ganzen „Kanal" – und ihr werdet Bereiche finden, die ihr bisher gemieden habt. Euer Penis wird den Schmerz und die Spannungen lösen – und dann kann die Frau wieder frei sein. Und ich glaube wirklich, dass es nur Hoffnung für die Welt gibt, wenn die Frauen wieder frei sind.

Wenn die Erektion zurückgeht, ist das ganz natürlich

Wenn du die oben beschriebenen Bereiche findest, Kontakt mit ihnen aufnimmst und dort bleibst, kann es sein, dass du nach einer Weile auf einmal spürst, wie deine Erektion zurückgeht. Wenn das geschieht, versuchen wir meistens, sie irgendwie so schnell wie möglich wieder zurückzubekommen. Doch ihr könnt sicher sein, dass es der Penis genau richtig macht: Wenn er seinen Job gemacht hat, wird er sich entspannen – das ist ganz natürlich. Wie bei allen anderen Dingen im Leben gibt es eine aktive Phase und eine passive Phase. Nur beim Sex haben wir die Vorstellung, dass wir die ganze Zeit zu hundert Prozent in Aktion sein müssen.

Wenn du jedoch weißt, dass es ganz natürlich ist, dass er sich ab und zu entspannt, wirst du es wahrscheinlich leicht akzeptieren können. Er zieht sich ein bisschen zurück, entspannt sich und ruht sich aus. Und aus diesem Zustand der Ruhe entdeckst du dann zu deiner Verwunderung, wie er sich von selbst streckt und in der Vagina wieder aufrichtet. Und bald bekommt ihr das Gefühl, dass die Genitalien von sich aus Liebe machen und sie viel besser wissen, wie man Liebe macht. Vertraut einfach der Intelligenz eurer Körper. Es ist eine sehr interessante Erfahrung, einfach beim Liebemachen dabeizusein, sich sozusagen zurückzulehnen und bei der ganzen Show zuzuschauen!

Seinem Penis zu trauen, heißt sich selbst trauen

Diese Erfahrung – dabei zuzuschauen wie mein Penis von sich aus antwortet und handelt – gibt mir Vertrauen als Mann. Denn meist trauen wir Männer unserem Penis nicht, weil wir glauben, dass er nicht zuverlässig ist. Wenn ich jedoch weiß, dass er auf seine Weise Liebe macht, und es genau richtig macht, dann kann ich meinem Penis hundertprozentig trauen. Und das gibt mir als Mann sehr viel Selbstvertrauen und entspannt mich gleichzeitig.

Ich habe jetzt nicht mehr das Gefühl, dass ich als Mann stark sein muss, dass ich etwas erreichen muss, dass ich dies oder jenes beweisen muss. Das einzige, was die Frau von mir als Mann will, ist Präsenz! Es geht also vor allem darum, dass ich die Fähigkeit entwickle, im Hier und Jetzt zu sein.

Wenn ihr ineinander seid, bleibt einfach ineinander. Ich wiederhole diesen Punkt, den ich schon vorher beschrieben habe, um es ganz klar zu machen: Wir nennen das „Vertiefung der Polarität durch tiefes Ineinandersein und Ineinanderbleiben." Denn je empfänglicher die Frau wird, desto dynamischer wird der Mann. Das Potenzial zwischen dem männlichen und dem weiblichen Pol wird intensiver und stärker. Wenn du nun auf diese Weise Liebe machst, indem du deinen Penis tief in der Vagina „aushängen" lässt, dann können die dynamische und die rezeptive Kraft miteinander spielen.

Die Vagina der Frau ist der Minuspol und der Penis der Pluspol. Die Energie fließt vom Pluspol zum Minuspol und sämtliche Spannungen, die dieser bewegenden Kraft im Weg stehen, lösen sich auf. Dann geschieht Heilung und Regeneration – bei beiden. Es ist auch für den Mann heilsam, wenn er seine Frau dabei begleitet, sich zu öffnen und mit seinem Penis bewirkt, dass sich die Schmerzen der Vergangenheit lösen können.

Lasst alte unterdrückte Gefühle nach oben kommen

Wenn ihr auf die beschriebene Weise des tiefen Ineinanderseins Liebe macht ist es sehr wahrscheinlich, dass Tränen, Trauer oder Wut auftauchen. Das ist immer ein gutes Zeichen. Denn es zeigt, dass Gefühle im Körper festsitzen und nach draußen wollen. Wir bringen das Alte nach draußen, um Raum für Neues zu schaffen. Wenn wir den Gefühlen freien Lauf lassen, die wir vorher nie bemerkt oder gezeigt haben, werden unsere Pole gereinigt und wir werden feinfühliger und empfindsamer (dazu siehe auch Kapitel 9). Die Frau wird empfänglicher und der Mann dynamischer. Bleibt einfach bei den Gefühlen und lasst sie fließen.

Euer Verstand wird wissen wollen, warum Emotionen kommen und woher sie kommen; er wird versuchen zu analysieren, was da vorgeht. Solche Gedanken bringen dich von deinem Gefühl und von der Erfahrung selbst weg. Richte also deine Aufmerksamkeit auf deine Gefühle – anstatt in deinen Kopf zu gehen. Manchmal kommen spontane Einsichten, und ihr begreift, woher die Schmerzen kommen. Heilung geschieht dabei immer – auch wenn der Verstand nicht versteht, wie sie funktioniert. Genauer gesagt kannst du mit deinem Verstand gar nicht begreifen, was da gerade geschieht.

Als Partner sind wir Freunde, die sich gegenseitig heilen – und nicht Sparringspartner. In konventionellen Beziehungen ist es ja oft so, dass der Mann etwas will und die Frau etwas anderes will – sie kommen nie wirklich zusammen. Oder sie finden einen Kompromiss, dem keiner von beiden innerlich wirklich zustimmt und über den sie dann wieder streiten. Aber als Partner können wir vereint das Paradies erschaffen.

Als Partner „triggern" wir Gefühle aus der Vergangenheit

Wenn du anfängst dich unwohl zu fühlen, sei dir bewusst, dass es nicht an deiner Partnerin liegt. Sie ist nur der Auslöser, der dir hilft, die Vergangenheit ans Tageslicht zu bringen. Alte Gefühle, die in deinen Zellen gespeichert sind, kommen an die Oberfläche. Und du hast jetzt die Gelegenheit, unterdrückte Gefühle, die du vielleicht bereits seit deiner Kindheit gespeichert hast, endlich herauszulassen und auszudrücken.

Wenn dir also plötzlich die Tränen kommen, dann bleibt zusammen und ineinander. Es ist dein Penis, der die alten Gefühle auslöst. Denke nicht: „Oh nein, jetzt muss ich aus meiner Partnerin rausgehen und meine alten Gefühle rauslassen". Bleibt einfach zusammen und ineinander und lasst es geschehen.

Es kann allerdings auch sein, dass bei dir Wut hochkommt. Dann sage zu deiner Frau: „Du, ich bin gerade wütend und muss die Energie aus meinem Körper hinausbewegen". Dann – und nur dann – löse dich von deiner Frau und bewege deinen Körper, um die Wut zu verbrennen. Wenn du spürst, dass die Welle der Wut vorbei ist, steig wieder zurück ins Bett, und mach weiter Liebe mit ihr. Durch den elektromagnetischen Austausch reinigen wir uns gegenseitig. Und diese Reinigung bewirkt, dass wir uns selbst als Mann und Frau ganz neu erleben.

Es kann auch sein, dass du im Bett liegst und nicht aufhören kannst zu weinen – du weinst nicht nur für dich selbst, sondern für die ganze Menschheit. Ich glaube, dass es Menschen gibt, deren Aufgabe es ist, kollektive Schmerzen zu reinigen und zu heilen. Wenn du dich völlig überschwemmen lassen kannst, erlebst du, wie viel Kraft es dir gibt, wenn du die Schmerzen der Menschheit fühlen und durch dich fließen lassen kannst. Akzeptiere einfach, was gerade geschieht – selbst wenn du es nicht wirklich begreifen kannst.

Am Anfang unserer Beziehung haben wir jeden Tag geweint, drei Wochen lang. Ich weiß nicht, was es war oder warum es so war. Ich weiß nur, dass es einfach wunderbar war. Es fühlte sich an wie uralte Schmerzen – und gleichzeitig war es unglaublich schön.

Sex ist Selbstheilung – für Männer wie für Frauen

Wir sprechen meist mehr über den Missbrauch von Frauen. Doch auch viele Männer sind missbraucht worden und tragen eine Geschichte von Schmerzen, Unsicherheiten, Spannungen und Erinnerungen in ihren Genitalien und Körpern. Es ist also wichtig, dass du als Mann nicht denkst, es ginge nur um die Heilung der Frau. Es ist wirklich Selbstheilung, die geschieht, indem du deine Energie mit Bewusstheit kanalisierst und ausrichtest. Nach einer Weile werden die Schmerzen gehen, die Vagina wird gereinigt – und dein Penis ebenso. Er wird geschmeidiger, flexibler, empfindsamer, reaktionsfähiger und potenter.

Geeignete Stellungen für das tiefe Ineinandersein

Schmerzhafte Stellen können überall sein – am Eingang, in den Wänden der Vagina und besonders im Bereich des Muttermunds. Die Vagina ist ein dreidimensionaler Raum – es gibt dort also viel zu erforschen und viele Winkel zu entdecken. Dafür sind viele unterschiedliche Stellungen geeignet, die wir in den Abbildungen auf den nächsten Seiten darstellen und die wir empfehlen können. Auch wenn sich der Penis nur ganz wenig in der Vagina bewegt – einen Zentimeter oder noch weniger – und dann dort bleibt, ist das bereits ein Wechsel der Stellung. Ihr müsst also die Körperstellung nicht dauernd ändern. Ihr erreicht die unterschiedlichen Stellen in der Vagina auch, indem ihr einfach den Winkel des Beckens ein wenig ändert. Die Stellungen haben wir in Kapitel 7 bereits ausführlicher besprochen.

Ihr seid bedeutsam – nicht die Stellung als solche. Mit anderen Worten: Der Grad an Präsenz und Bewusstheit, den ihr in die Stellung hineinbringt, macht die Stellung bedeutsam – nicht die Position eurer Körper an sich. Jede Position ist perfekt, wenn sie sich für euch richtig anfühlt.

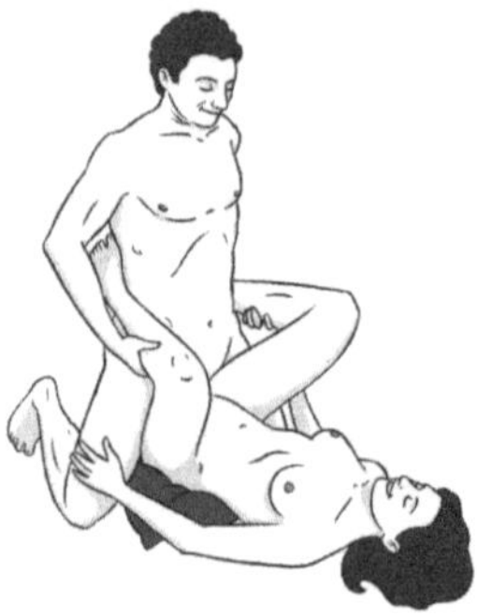

Mittlere Position,
Mann in kniender Stellung,
das Becken der Frau ist durch
ein Kissen angehoben.

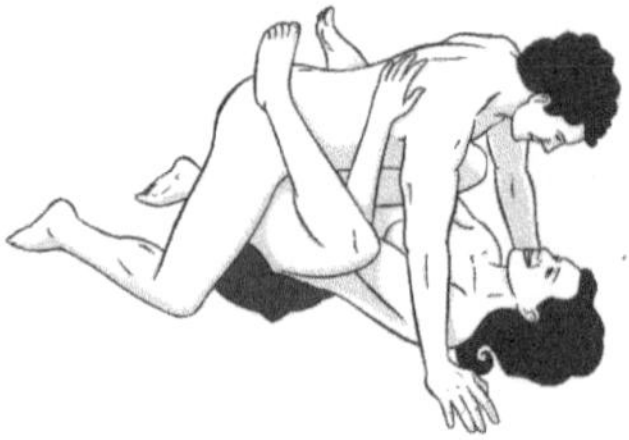

Mittlere Position,
Mann in kniender Stellung,
das Becken der Frau ist durch
ein Kissen angehoben.

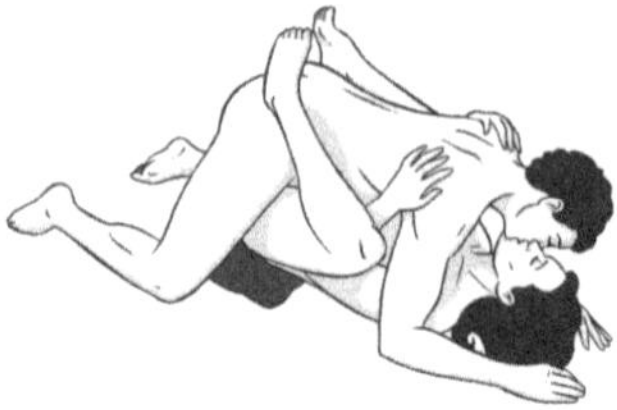

Mittlere Position,
Mann liegt auf dem Bauch, halb
kniend, das Becken der Frau ist
durch ein Kissen angehoben.

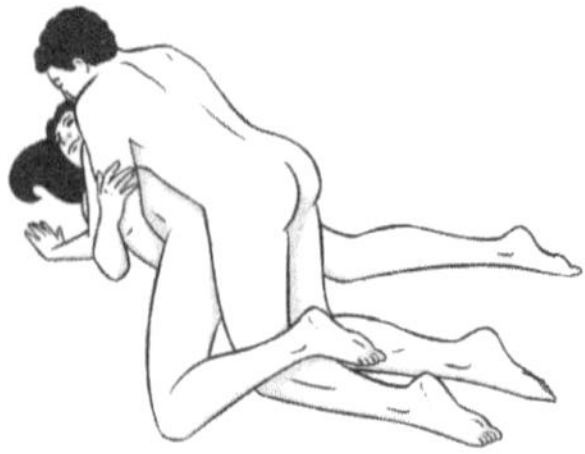

Position von hinten,
Mann in kniender Stellung.

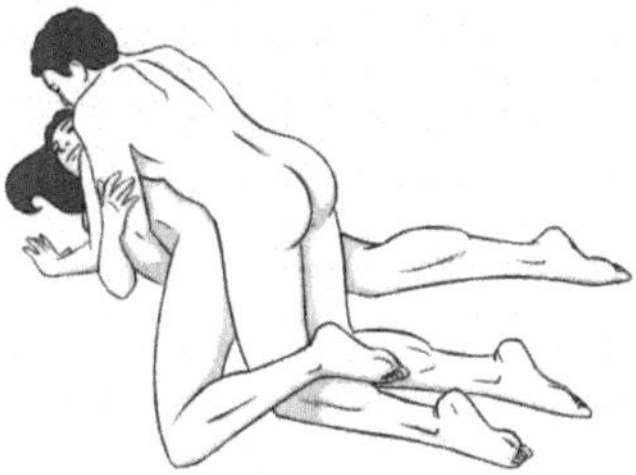

Position von hinten,
der Mann liegt auf der Frau.

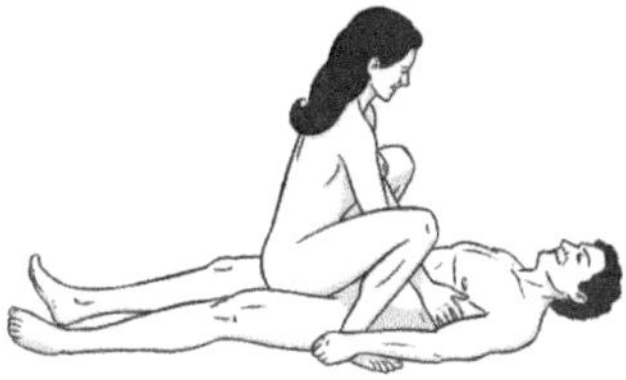

Die Frau sitzt oben.

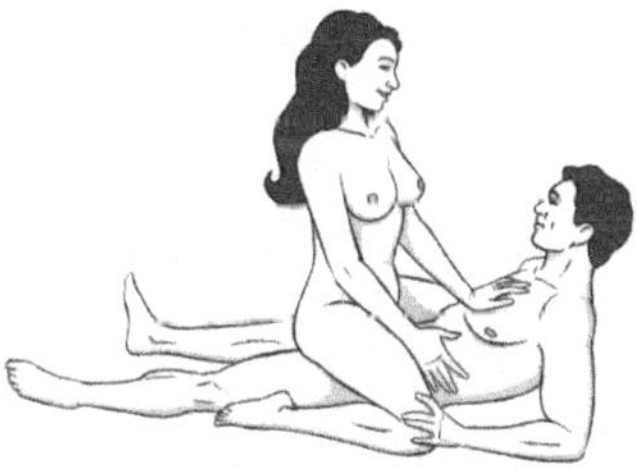

Die Frau kniet oben.

Redet miteinander, teilt euch mit, sprecht alles aus

Wenn ihr auf diese Weise Liebe macht, redet miteinander. Sagt euch, was ihr wahrnehmt und was in euch geschieht. Das gilt besonders für die Frau. Sagt euch, wenn ihr euch merkwürdig fühlt, oder nichts fühlt und natürlich auch, wenn ihr schöne Empfindungen habt. Sagt es mit einfachen Worten. Versucht nicht, irgendetwas zu erklären; es genügt, wenn ihr wahrnehmt und anerkennt, was ist.

Manchmal setzt der Körper Spannungen durch Lachen frei. Habt ihr schon einmal Lachanfälle beim Liebemachen gehabt? Das ist gut – Lachen ist eine Form, die der Körper anwendet, um Dinge loszulassen. Ob es also Tränen sind oder Gelächter, ob der Körper zittert, sich schüttelt oder schwitzt – lasst es geschehen und „seid" einfach damit. Das alles sind Zeichen, dass sich der Körper von der Vergangenheit reinigt und die Zellen entgiftet.

Richtet eure Aufmerksamkeit auf die Vagina – nicht auf die Klitoris

Wir sind für die Vagina, weil wir gelernt haben, dass sie der Ort ist, an dem der Penis wahrhaftig zur Ruhe kommt. Wir haben nichts gegen die Klitoris. Vielleicht ist es für manche Frauen hilfreich, wenn wir das ausdrücklich sagen. Doch der Kontakt zwischen Mann und Frau ist am innigsten, wenn Mann und Frau verbunden sind, wenn sie ineinander sind. Erinnert euch an die Tatsache, dass der sexuelle Akt weltweit im Durchschnitt etwa zwei Minuten dauert.

Das zeigt ganz klar, dass die Zeit, in der der Penis des Mannes tatsächlich in der Vagina der Frau ist, viel zu kurz ist. Das, was vielen Menschen heute so sehr fehlt, ist die tiefere Verbindung, die beim „Ineinandersein" entsteht – ihnen fehlt das tiefe Erleben und Erschaffen von Liebe beim Sex. Wir beherrschen es perfekt, uns um Äußerliches und uns selbst zu drehen. Doch wir haben noch nicht gelernt, uns in uns selbst hinein zu entspannen. Sex ist der Weg, der uns tiefer zu uns selbst führt. Uns in uns selbst hinein zu entspannen bedeutet, dass wir geben und empfangen wollen – wir wollen uns austauschen und mitteilen. Das werdet ihr wahrscheinlich auch sehr viel lohnender finden, als die konventionelle Art von Orgasmen, die nur an die Oberfläche unseres sexuellen Selbst rühren.

Wir empfehlen also, was die Klitoris anbelangt, sie erst zum Ende hin mit einzubeziehen – und nur, wenn die Frau das will. Wenn die Frau damit glücklich ist, die Klitoris ganz aus dem Spiel zu lassen, dann ist es gut so. Wenn der Mann oder die Frau die Klitoris stimulieren, spannt sich die Vagina durch die Erregung an und das stört die Atmosphäre in der Vagina; das bestätigen uns die meisten Frauen. Es wirkt sich dann auf die Empfänglichkeit der Frau aus – und somit auch auf die Kraft des „Ineinanderseins". Gebt euch stattdessen Raum, um zuerst die Energie der Frau wie auch die des Mannes zu wecken – und besonders die der Frau im Kontakt mit ihren Brüsten (siehe 4. Kapitel). Später könnt ihr dann die Klitoris mit einbeziehen – wenn die Frau das möchte. Achtet einmal darauf, wie anders die Erfahrung ist, wenn beide Körper, wenn beide Systeme genug Zeit haben, um „warm" zu werden.

Wenn die Frau einen Orgasmus hat, sollte er ganz von selbst kommen

Oft kommen Frauen zu uns und sagen: „Also, ich habe nicht das Gefühl, dass ich beim konventionellen Orgasmus Energie verliere. Wie passt das zu dem, was ihr lehrt?"

Wir sagen: Wenn du den Orgasmus suchst, ihm nachjagst oder

ihn unbedingt haben willst, richtest du deine Aufmerksamkeit im Wesentlichen darauf, einen Orgasmus zu haben. Das hat zur Folge, dass du abwesend bist. Wir möchten dich anregen, deine volle Aufmerksamkeit auf dein Inneres zu lenken – auf die feinen elektromagnetischen Energien. Wenn dann dabei ein Orgasmus kommt, lass ihn kommen. Er geschieht dann mit Leichtigkeit, natürlich, mühelos – und ist einfach schön.

Beobachte dich und frage dich: Kann ich mich in den Augenblick hinein entspannen, oder jage ich dem Orgasmus doch ein bisschen nach?

Wenn eine Frau ihre Klitoris eher passiv und im Hintergrund lassen kann, wird es für sie leichter sein, ihr Bewusstsein weiter nach innen in die Vagina zu richten, wo sie Zugang zu ihrer göttlichen Energie hat.

Beim Sex geht es in Wirklichkeit um Heilung!

Grundsätzlich sind Frauen, da sie der empfangende Pol sind, sehr verletzlich. Sie haben nur eine Möglichkeit sich zu schützen – indem sie dem Mann den Zugang verweigern. Wenn sie „Nein“ zum Sex sagen, dann gibt es keinen Sex – außer der Mann tut der Frau Gewalt an und überwältigt sie körperlich.

Mit ihrer Verweigerung spiegeln Frauen möglicherweise eine schmerzliche Geschichte der Unterdrückung auf der kollektiven und auf der persönlichen Ebene wider. Es geht hier überhaupt nicht darum, den Männern einen Vorwurf zu machen.

Diese ganze Situation ist vielmehr eine Folge davon, dass die Menschen nie hilfreiche Informationen über Sex bekommen haben und daher nicht wissen, dass es beim Sex um Heilung geht.

Der Beitrag der Frau ist es, den Mann hereinzulassen

Die Frau kann zu diesem Heilungsprozess beitragen, indem sie „Ja" zum Mann sagt. Das kannst du als Frau, wenn du dir sicher bist, dass der Mann bewusst in dir sein wird. Beginne ihn dann wirklich hereinzulassen, damit die Heilung beginnen kann! Es ist höchste Zeit, die männliche Kraft einzuladen – und Sex nicht mehr als „Politik" einzusetzen. Dann kann die männliche Kraft sowohl für die Frau als auch für den Mann auf wunderbare Weise heilsam sein.

Über Jahrhunderte sind Sex und Liebe für unzählige Frauen zwei völlig getrennte Dinge geworden. Viel zu oft hatte in ihrer subjektiven Erfahrung Sex nichts mit Liebe zu tun. Wenn eine Frau einen Mann einlädt und mit Bewusstheit in sich „sein" lässt, können sie sich wirklich innerlich vereinen. Und beides – Sex und Liebe, die seit Jahrhunderten getrennt waren, können sich wieder verbinden. Und dasselbe gilt für den Mann. Sex und Liebe werden eins. Sex ist die tiefere Schwingung und Liebe die höhere Schwingung derselben Lebenskraft. Wenn wir begreifen, wie der männliche und der weibliche Körper zusammenspielen, können wir unsere ererbten und erlernten sexuellen Muster vollkommen wandeln. Indem wir die Art und Weise wandeln, wie wir Liebe machen, wird die Frau weiblicher und der Mann männlicher.

Fragen, die uns häufig gestellt werden

1. Gebärmutter-Operationen

Bei manchen Frauen ist ein Teil oder die ganze Gebärmutter aus medizinischen Gründen durch eine Operation entfernt worden. Aber das Energiezentrum bleibt da – auch wenn Teile des Organs nicht mehr vorhanden sind. Einige Frauen sind zu uns gekommen und haben gesagt: „Das Organ ist bei mir zwar nicht mehr vollständig da, doch es fühlt sich für mich da drinnen immer noch vollkommen göttlich an."

2. Wenn sich bei der Frau starke Spannungen lösen, kann das die Ejakulation des Mannes auslösen?

Während des Heilungsprozesses beim tiefen Ineinandersein können sich zuweilen starke Spannungen in der Vagina der Frau lösen – das fühlt sich für den Mann ähnlich an wie bei starker Erregung. Das Lösen dieser Spannungen bewirkt dann sehr leicht, dass der Mann unabsichtlich und ohne „Vorwarnung" ejakuliert. Wenn es auf diese Weise zu einer Ejakulation kommt, weißt du, was da gerade tatsächlich geschehen ist. Nimm es leicht – das ist Teil des Reinigungsprozesses.

3. Benutzung von Kondomen

Das tiefe Ineinandersein ist auch mit Kondomen und durch Kondome hindurch wirksam; der Energieaustausch wird dadurch nicht beeinflusst (mehr zu Kondomen im 6. Kapitel).

4. Hygiene

Einige Frauen haben uns auf das Thema Hygiene angesprochen. Wir empfehlen euch vor dem Liebemachen, vielleicht gemeinsam, zu duschen. Der Mann sollte besonders darauf achten, dass er seinen Penis mit zurückgezogener Vorhaut wäscht.

5. Länge des Penis

Manche Männer fragen: „Vielleicht ist mein Penis nicht lang genug und reicht nicht bis ganz innen hinein?" Sowohl Frauen als auch Männer haben uns berichtet, dass der Muttermund dem Penis „entgegenkommt". Erinnert euch immer daran, dass dies auch energetische und nicht nur rein körperliche Vorgänge sind. Der Energieaustausch ist immer wirksam. Auch wenn der Penis in der Vagina weich ist, geschieht Reinigung und Heilung.

6. Schmerzen und Brennen in der Vagina

Manchmal haben Frauen direkt am Eingang der Vagina Schmerzen. Dann kannst du die Spitze deines Penis genau da hineinlegen und sie dort lassen. Wenn Frauen in den Wechseljahren sind, kann es für sie sehr schmerzhaft sein, wenn du deinen Penis einführst. Schmerzen sind Spannungen – und sie lassen nach, wenn du sie löst. Lege dazu einfach deine Penisspitze an die schmerzhaften Stellen. Spürt die Frau beim Einführen ein „Brennen", bedeutet es manchmal, dass du ein wenig zu schnell „hineingegangen" bist. Frage nach, ob sie ein Brennen fühlt. Wenn ja, dann halte an und gehe mit deinem Penis langsam soweit zurück, bis das Brennen nachlässt. Dann wartet beide, bis das Gewebe in der Vagina weich wird und sich entspannt. Dann bewegst du dich ganz langsam wieder weiter hinein und hältst wieder an, wenn deine Frau sagt, dass sie ein Brennen spürt. Manchmal kann eine großzügige Portion Öl auf der Penisspitze und auf den Schamlippen hilfreich sein.

Manche Frauen haben während ihres ganzen sexuellen Lebens Schmerzen bei der Penetration. Vor kurzem war eine Frau bei uns in der Gruppe, die schon nach zwei Tagen zum ersten Mal in ihrem Leben ein schmerzfreies „Hineingleiten" erlebte – und das, nachdem sie vierzig Jahre lang bei jeder sexuellen Erfahrung Schmerzen gehabt hatte.

Es ist tatsächlich so: Allein die Spitze des Penis kann so viel Heilung bewirken! Probiert es einfach aus. Heute und für die Zukunft habt ihr nun eine neue Orientierung: Schmerzen weisen auf eine Tür hin, hinter der ein Schatz verborgen liegt.

Der „Garten der Liebe" und der „Gärtner der Liebe"

Die Frau hat einen „Garten der Liebe" – wir Männer sind die „Gärtner der Liebe". Wir pflegen den Garten, wir entfernen das Unkraut und pflanzen Rosen. Wenn ein Mann mit der positiven Kraft in seinem Penis verwurzelt ist, macht er die Erfahrung wahrer männlicher Autorität. Mit dieser Autorität ist er fähig, die Frau von den Schmerzen ihrer Vergangenheit zu heilen und sie in die Freude der Gegenwart zurückzubringen, damit sie in Liebe erblühen kann. Wenn wir Sex als die spirituelle Kraft von Liebe und Meditation leben, hat er die Macht, Selbstheilung und Transformation zu bewirken.

Oberflächlich gesehen, mag es so scheinen, als müsste sich der Mann auf die Frau einstellen und es „auf ihre Art" tun. Es mag den Anschein haben, als ob Tantra eher etwas für Frauen sei – und nicht für Männer. Doch das Thema geht sehr viel tiefer.

Wenn wir Männer aus unserer inneren männlichen Qualität heraus Liebe machen, entdecken wir unsere wahre männliche Autorität. Wir spüren mit Sicherheit eine neue Art von Kompetenz, wenn wir mit unserem Penis das Herz unserer Frauen zu berühren. Wenn wir uns dabei von der Frau leiten lassen, wird die Belohnung unerwartet erfüllend sein.

Nach diesen sexuell „düsteren" Jahrtausenden finden wir es wirklich angemessen, etwas zu verändern. Es ist ein „intelligenter" Schritt, zu erkennen, dass damit auch die Stärkung des Mannes einhergeht. Wenn wir Männer mehr Liebe im Leben haben wollen, wenn wir mit einer Frau wirklich Liebe machen wollen, wenn wir wollen, dass die Frau auch mit uns Liebe machen will – dann lassen wir uns doch von den Frauen dabei helfen, unsere wahre Männlichkeit zu finden.

1. Persönlicher Erfahrungsbericht eines Mannes

„Tantra hilft mir, mit den unerforschten Seiten meines Wesens in Berührung zu kommen. Auch wenn ich nicht das Ziel habe, mir meine tief sitzenden Muster bewusst zu machen, kommen ab und zu immer noch Urängste hoch, wenn ich Tantra praktiziere. Gleichzeitig führt es mich in Dimensionen und bringt mich mit Energien in Kontakt, die ich ohne Tantra und ohne meine Frau niemals erreicht und gefühlt hätte. Eines der prägendsten Gefühle habe ich in folgender Situation immer wieder: Mein Penis liegt weich in der Vagina meiner Frau und durch unsere Präsenz entsteht eine tiefe Verbindung zwischen dem männlichen und dem weiblichen Pol. Dann habe ich das Gefühl, dass mein Penis in die Vagina gezogen wird, und gleichzeitig spüre ich, wie er steif wird und meine männliche Energie in die Frau hineinwächst. Vor allem das Gefühl, in die Vagina hineingezogen zu werden, ist eines der schönsten Gefühle, das ich kenne. Ich spüre auf einer ganz tiefen Ebene: „Ich bin willkommen."

Mich immer wieder so willkommen geheißen zu fühlen, entspannt mich in der Tiefe meiner Seele. Es ist eine meiner tiefsten Ängste, dass ich nicht willkommen sein könnte. Diese Angst ist die Grundangst aller Männer. Viele haben mir das bestätigt und mir erzählt, dass sie persönlich diese Urangst haben. Als ich zum ersten Mal die Erfahrung machte, in meine Frau hineingezogen zu werden (es geschah während des Tantra-Kurses), war ich einfach überwältigt. Ich hätte nie erwartet, dass ich jemals in meinem Leben die Erfahrung machen würde, so tief willkommen zu sein. Ich weinte einfach nur vor Freude, aber auch weil ein ganz tiefer Schmerz freigesetzt wurde. Heute kann ich sagen, dass die Angst, nicht willkommen zu sein, nicht genug zu bekommen und abgelehnt zu werden, zum größten Teil geheilt ist."

2. Persönlicher Erfahrungsbericht eines Mannes

Neben den Veränderungen auf der spirituellen und energetischen Ebene, nehme ich auch Veränderungen auf der körperlichen Ebene wahr. Wenn ich früher die Spitze meines Penis berührte, waren manche Empfindungen unangenehm. Es bewirkte, dass ich mich zurückzog und verspannte. Ich empfand es als eine abwehrende Spannung des Gewebes. Soweit ich mich erinnern kann, ist es immer so gewesen. Vier Monate nach dem Tantra-Kurs löste sich bei mir diese unangenehme Empfindung auf. Seitdem ist sie nicht wiedergekommen. Ich bin überrascht darüber und es zeigt mir, dass mein Körper durch Tantra weich, verletzlich und empfänglich wird.
Die wichtigste Erfahrung mit Tantra ist, dass es jedes Mal anders ist. Nichts geschieht zwei Mal auf dieselbe Weise. Ich hatte Erfahrungen, die sich auf ähnliche Weise wiederholt haben, aber sie waren niemals die gleichen. Wie sollte es auch anders sein? Es ist wie im Leben selbst – jeder Tag bringt etwas Neues. Deshalb erlebe ich Tantra als wertvollen Lehrer in meinem Leben."

9. Wie wir Meister der Liebe werden und Emotionen hinter uns lassen

„Was ist Liebe? Liebe ist der Duft, die Ausstrahlung, die du hast, wenn du dich selbst kennst, wenn du du selbst bist... Liebe ist überfließende Freude. Liebe ist, wenn du erkannt hast, wer du bist; und dann geht es nur noch darum, dein Sein mit anderen zu teilen. Liebe ist, wenn du erkannt hast, dass du vom Ganzen nicht getrennt bist. Liebe ist, wenn du eine organische, orgastische Einheit mit allem, was ist, erfahren hast. Liebe ist nicht eine Beziehung. Liebe ist ein Seinszustand. Sie hat nichts mit einem anderen Menschen zu tun. Man ist nicht verliebt, sondern man ist Liebe. Und natürlich ist man, wenn man Liebe ist, auch verliebt – doch das ist ein Ergebnis, eine Folgeerscheinung; es ist nicht die Quelle der Liebe. Die Quelle der Liebe ist, dass man Liebe ist."

Osho, The Guest

TANTRA SIEHT DIE MENSCHLICHE ENERGIE ALS POLARITÄT – die weibliche Energie als „Sein" und die männliche Energie als „Tun". In der Frau ist der innere Mann aktiv, logisch und ergebnisorientiert, während die innere Frau im Mann empfangend, intuitiv und entwicklungsorientiert ist.

Tantra geht noch einen Schritt weiter und sagt, dass die höchste spirituelle Polarität, die es gibt, Liebe und Meditation sei: die Frau verkörpert die Liebe und der Mann die Meditation. Das bedeutet, dass der innere Mann der Frau meditativ ist und die innere Frau des Mannes liebevoll ist. Um vollständige Menschen sein zu können, die weise, kraftvoll, authentisch und spontan handeln, müssen wir beiden Energien gerecht werden – der männlichen und der weiblichen, der Meditation und der Liebe. Je mehr eine Frau liebt, desto meditativer wird sie; und je mehr ein Mann meditiert, desto liebevoller wird er. In der Sprache der Sexualität bedeutet das, dass eine Frau dann liebt, wenn sie den Penis willkommen heißt und sich seiner Kraft hingibt. Und zu meditieren bedeutet für einen Mann, dass er mit seinem Penis verschmilzt und im Penis vollkommen präsent ist – in der Frau und in der Stille.

Der Unterschied zwischen Emotionen und Gefühlen

Für viele von uns ist es so, dass tiefe persönliche und gesellschaftsbedingte Wunden uns daran hindern, unsere Energien so auszubalancieren, dass es uns wirklich gut geht. Wir verdrängen Erinnerungen an Verletzungen, unterdrücken unsere wirklichen Gefühle und Energien und beginnen dann unbewusst, andere zu kontrollieren oder zu manipulieren; oder es gelingt uns nicht, unsere Energie in kluge und kreative Bahnen zu lenken. Wenn wir auf andere, neue Art Liebe machen, setzen wir einen alchemistischen Prozess in Gang. Er weckt die innere entgegengesetzte Polarität und ermöglicht es uns im Laufe der Zeit, beide Energien machtvoll und schöpferisch zu nutzen. Das wiederum hilft uns, die emotionalen Muster aufzulösen, die uns in der Vergangenheit Schmerz verursacht haben. So können wir uns das Leben und die Liebe erschaffen, die wir uns in der Gegenwart aus tiefem Herzen wünschen.

Sehr viele Männer wünschen sich so ein Leben in dauerhafter, liebevoller Harmonie. Wenn wir so ein Leben erschaffen wollen, müssen wir einen bedeutsamen Schritt machen – nämlich die Emotionen aus der Liebe heraushalten. Wie Osho sagt, ist „Liebe ein Zustand; man ist nicht verliebt, sondern man ist Liebe, und es hat nichts mit einem anderen zu tun".

Mit unserem neuen Verständnis machen wir uns die Polaritäten und unser orgastisches Potenzial zunutze. Damit können wir uns dann einen Zustand vorstellen, in dem wir Liebe *sind* – einen Zustand, der andauert, und nichts mit den Hochs und Tiefs in Beziehungen zu tun hat. Diese Hochs und die schmerzlichen und schwierigen Tiefs sind mit Emotionen gefüllt. Die Liebe vermischt sich mit unversöhnlichen Gefühlen und Ängsten und wir fragen uns: „Wozu das alles?" Verzweiflung oder Resignation können sich einstellen, wenn wir als Paar keinen Weg mehr finden, um aus dem Teufelskreis von Konflikten herauszukommen.

Um unsere Kraft in der Liebe wieder zurückzugewinnen, ist es erforderlich, den Unterschied zwischen Gefühlen und Emotionen zu kennen. Es ist bedeutsam, zu begreifen, dass Emotionen aus der Vergangenheit kommen, während Liebe und wirkliche Gefühle immer in der Gegenwart sind. Wenn wir zu viel Zeug aus der Vergangenheit in unserem Alltagsleben mit herumschleppen, nimmt unsere Fähigkeit Liebe wahrzunehmen, schnell ab. Liebe rankt sich um die Köstlichkeit des jetzigen Augenblicks. Das heißt nicht, dass Emotionen böse Dämonen sind.

Emotionen sind verständlich – doch es ist wichtig, uns bewusst zu werden, dass und wann wir emotional sind. Dann wissen wir, was geschieht, wenn es geschieht. Wenn wir erkennen, dass wir emotional sind, dann ist das ein großer Schritt hin zur Reife. Das gilt für den einzelnen Menschen genauso wie für ein Paar.

Woran erkenne ich Emotionen?

Was geht in dem Sekundenbruchteil vor, in dem eine Emotion an die Oberfläche kommt – in dem Moment, in dem das Boot der Liebe ganz plötzlich gefährlich ins Wanken gerät? Wir haben nicht gelernt zwischen Emotionen und Gefühlen zu unterscheiden. Was wir in einer solchen Situation brauchen, ist, uns genau zu beobachten. Die unmittelbaren körperlichen Symptome von Emotionen zeigen sich unterschiedlich: Wir fühlen uns plötzlich „wie gelähmt" oder so, als ob auf einmal alles zusammenbricht, oder es kommt ein Moment, in dem wir dem anderen nicht mehr in die Augen schauen können, oder wir haben das merkwürdige Gefühl, abgeschnitten zu sein, völlig abgetrennt, wir fühlen uns einsam, missverstanden, körperlich angeschlagen. Oft fühlen wir uns auch voller Rachsucht und wollen es dem anderen heimzahlen. Wir fangen an, unserer Partnerin oder unserem Partner die Schuld an der Situation zu geben und machen Vorwürfe, wie: „Immer bist du..." oder „Nie machst du..." Oder wir sind innerlich am Rotieren, drehen uns innerlich in einem solchen Wirrwarr von Gefühlen, dass wir gar keine Worte dafür finden.

Wenn ein derartiger „emotionaler Anfall" kommt, hilft es zu erkennen, dass die Emotionen gerade „ihr Spiel mit uns treiben". Dazu brauchen wir etwas Übung, doch nach einiger Zeit können wir sie eindeutig als solche identifizieren. Das rückt die Dinge wieder ins rechte Licht. Emotionen sind in Wirklichkeit alte Gefühle, die auftauchen; Gefühle, die wir verdrängt haben, die wir hinunter schlucken mussten und die sich angesammelt haben. Es sind Gefühle, die wir zu der Zeit, als sie tatsächlich da waren, nicht zu zeigen wagten – damals, in einer früheren Situation, bei einem unglücklichen Ereignis vor vielen Jahren.

Aus diesem Grund stehen emotionale Reaktionen oft in keinem Verhältnis zu der flüchtigen Bemerkung oder der harmlosen Handlung, die sie ausgelöst haben und rechtfertigen meist nicht den Aufruhr. Es sind, wie gesagt, alte, nicht ausgedrückte Gefühle, die aus unserem Inneren hochkochen und Verwirrung stiften. Akzeptiere diese alten Gefühle so wie sie sind. Nimm sie wirklich an – als eine frühere Wirklichkeit und verabschiede sie dann aus deinem Leben.

Dann werden die emotionalen Reaktionen nach und nach seltener und ihre negativen Wirkungen verschwinden aus deinem System. Wenn in ein paar Jahren deine Partnerin genau dasselbe zu dir sagt, passiert nichts. Die Bemerkung perlt an dir ab und du bleibst gelassen.

Liebe heilt Ängste, die von mangelnder Liebe herrühren

Tatsache ist, dass wir uns seit unserer frühen Kindheit oft abgetrennt, falsch, wertlos und nicht gut genug gefühlt haben. Wenn wir auf diese Welt kommen, fließt die Energie frei in uns – und mit der Zeit fühlen wir uns von uns selbst, von anderen Menschen und von der ganzen Welt abgetrennt. Wenn wir uns von unserer reinen Energie abschneiden, schneiden wir uns auch von unserer Quelle der Liebe ab. Und um unseren Kern herum entwickelt sich allmählich ein falsches Selbst, da unser Gefühl von Liebe, Sicherheit und Freude der Angst weicht.

Das Gefühl von fehlender elterlicher Liebe, lässt im Kind Angst entstehen, und diese Angst treibt das Kind dazu, sich anders zu verhalten als es seinem innersten Wesen entspricht, um anerkannt und geliebt zu werden. Oder es rebelliert, um wenigstens negative Aufmerksamkeit zu bekommen. Und so schreiben unsere Eltern das Drehbuch für uns – wer wir sind, wie wir uns zu verhalten haben – und so entfernen wir uns immer weiter von unserem ursprünglichen Wesen. Emotionales Verhalten bedeutet, dass wir unbewusst und automatisch auf eine Situation oder einen Umstand reagieren – so als würde man einen Schalter drücken, und plötzlich wird es dunkel. Es kann auch erlerntes Verhalten sein: Manche lernen schon als kleine Kinder emotional zu sein, indem sie ihre Eltern nachahmen. Im Laufe der Jahre fangen wir an, uns selbst mit unseren Emotionen zu identifizieren – wir glauben, das sind wir wirklich. Es ist, als wären wir in einem Film; die Situation ist eigentlich unreal. Nur unsere Erinnerung lässt sie als wirklich erscheinen.

In unserem Wesen und in unserem Geist wünschen wir uns alle Liebe; damit wir die Liebe wieder richtig ins Fließen bringen und sie intensiv wahrnehmen können, müssen wir sie von den Rückständen der gespeicherten Emotionen befreien. Wenn wir diese alten Gefühle annehmen und sie dann bewusst loslassen – wann immer sie auftauchen – dann hören sie auf, uns als Emotionen zu beeinflussen und Störungen zu verursachen.

Der Solarplexus und die Emotionen

Zusätzlich zu den emotionalen Alarmsignalen – zum Beispiel dass du dich plötzlich wie gelähmt oder abgetrennt fühlst – kannst du lernen, emotionale Zustände am Solarplexus zu erkennen. Betrachte diesen Bereich als einen Sensor zum Erkennen von Emotionen. Denn genau hier sammeln sie sich oft und bewirken, dass du dich unwohl fühlst. Emotionen suchen verschiedene Wege, um sich zu entladen: du bist gereizt, du beschwerst dich, du nörgelst herum oder du lässt deinen Frust an deiner Frau, an deinen Kindern oder an deinen Kollegen aus. Entwickle Bewusstheit im Solarplexus. Wenn dann jemand etwas sagt, das dir unangenehm ist, merkst du im gleichen Moment, dass dort etwas vor sich geht. Dein Solarplexus zeigt dir, dass du emotional wirst, dass etwas Ungelöstes berührt wird. Für den Energiefluss im Körper ist es gut, wenn der Solarplexus frei von Spannungen ist, damit die sexuelle Energie zwischen den Genitalien und dem Herzen ungehindert fließen kann. Wenn wir uns beim Liebemachen entspannen, kann am Anfang dort ein Gefühl leichter Übelkeit aufkommen. Das kann bei Frauen eventuell häufiger vorkommen. Ihr könnt ganz beruhigt sein: es ist ein sicheres Zeichen dafür, dass alte Gefühle sich melden und darum bitten, freigelassen zu werden. Übelkeit ist eine „Nebenwirkung" der sexuellen Energie, die sich ausbreitet und die „im Wege stehenden" Emotionen aus dem Körper vertreibt.

Sprich die Emotion aus, entferne dich und bewege deinen Körper

Hier folgen nun einige Anregungen, die wir als die „Goldenen Regeln" bezeichnen (wir beschreiben sie ausführlich in unserem Buch „Zeit für Gefühle"). Der erste Schritt ist: Wenn du erkennst, dass du emotional bist – ob du es im Solarplexus spürst oder dich „abgetrennt" fühlst oder auf andere Weise eine Emotion erkennst – nimm sie an.

Das heißt: Sage genau in diesem Moment laut zu deiner Partnerin: „Ich bin emotional." Dieses Aussprechen bringt sofort etwas Entspannung in die Situation. Deine Partnerin weiß jetzt zumindest, dass du emotional bist. Und sie weiß auch, dass du es weißt. Dadurch ist sie aus dem Schneider, sie weiß jetzt, dass du sie nicht dafür verantwortlich machst. Es ist für dich zu Beginn möglicherweise erst einmal ein schwieriger Schritt und eine Herausforderung zu sagen: „Ich bin gerade emotional." Denn dein Ego wird sich wie verrückt dagegen wehren und versuchen, deiner Partnerin die Schuld zu geben. Doch tatsächlich werden sich in deinem Liebesleben schöne Phasen mit schwierigen Phasen abwechseln, solange du die Schuld bei anderen suchst – und die unausgesprochene, verdrängte Vergangenheit in dir selbst nicht anerkennst.

Wenn du unter diesen Umständen – mit so viel Anstand wie möglich – die drei goldenen Worte „Ich bin emotional" zu deiner Partnerin gesagt hast, dann verlasse den Raum und füge hinzu, dass du etwas Zeit für dich selbst brauchst und bald wiederkommst. Dann schließe leise die Tür und geh nach draußen oder in einen anderen Raum im Haus und bleibe für eine Weile allein. Lass das Auto stehen, denn es kann in einer solchen Situation leicht zu einem Unfall kommen. Und tu auch nicht so, als wolltest du die Beziehung in diesem Moment beenden. Es geht jetzt nämlich nicht darum, dass du „abschaltest" oder dich trennst, sondern es geht genau darum, dass du dich „anschaltest" – das heißt, dass du mit diesen alten Gefühlen, die noch in deinem Körper wohnen, in Kontakt kommst. Setze sie frei, indem du deinen Körper bewegst. Wenn Emotionen aktiviert werden, gehen sie nämlich durch eine Schicht im Bindegewebe, die *Faszie* genannt wird. Das erklärt, warum man manchmal zu Beginn eines emotionalen Anfalls sehr klar im Körper spürt, dass etwas passiert – fast so als würde eine dichte Substanz durch den Körper wirbeln. Die Faszien sind in fünf Schichten durch den ganzen Körper von Kopf bis Fuß miteinander verwoben und verbinden die Schichten an der Oberfläche mit den tieferen Körperschichten.

Um dich von diesen Emotionen zu befreien, musst du ihnen aus dem Körper helfen. Da sie im Gewebe eingelagert sind, ist es ganz wesentlich, dass du deinen Körper intensiv bewegst, damit die alten Gefühle „verbrennen" können. Sei in irgendeiner Weise aktiv, und tu, was immer du tust, ganz bewusst und nicht nur mechanisch. Sei kreativ – schlage zwanzig Minuten lang auf ein Kissen ein oder hau auf eine Trommel; geh joggen, Holz hacken oder arbeite im Garten. „Gibberish" zu reden, d.h. unsinnige Laute vor sich hin zu brabbeln, ist auch sehr hilfreich, um auch den Kopf von Emotionen zu befreien. Die Hauptsache ist, dass du aktiv bist. Und was immer du tust, tu es ganz bewusst um die Emotionen aus dem Körper heraus zu lassen. Emotionen können sehr erschöpfend sein. Das kann sich so anfühlen, als ob du gleich „zusammenbrichst“ – oder du möchtest dich lieber ganz klein machen und verkriechen.

Doch du wirst sehen, es lohnt sich, wenn du dich körperlich austobst. Wenn du dann zu deiner Partnerin zurückkommst, wirst du möglicherweise sehr erstaunt feststellen, dass die „trennende Wand“ oder das Gefühl des Abgeschnittenseins von ihr, weitgehend oder ganz verschwunden ist. Und du kannst ihr wieder in die Augen schauen; so löst sich auch der letzte Rest der trennenden Wand nach und nach auf.

Es kann auch sein, dass es nicht so ist und du immer noch das Gefühl hast, eine halbe Wand vor dir zu haben. Du fühlst dich immer noch getrennt – wenn auch vielleicht nicht mehr ganz so extrem. Dann ist eine zweite Runde körperlicher Bewegung dran. Es klingt für dich vielleicht zu einfach, doch es funktioniert. Probier es einfach aus. Wenn du zwei bis drei Stunden oder auch tagelang brauchst, um über deinen emotionalen Anfall hinwegzukommen, dann gib dir einfach die Zeit, die du dafür brauchst. Wenn du jedesmal auf diese Weise mit deinen Emotionen umgehst, läuft der ganze Prozess bald schneller ab. Du bemerkst die Emotionen schneller, du kannst sie schneller annehmen und „verbrennst“ damit die Vergangenheit schneller.

Der kreative Umgang mit Emotionen in der oben beschriebenen Weise ist ein einfacher Weg, um dich von deinen „Altlasten“ zu befreien. Die Alternative ist dir sicher bestens vertraut: du schleppst die Emotionen tagelang mit dir herum und fühlst dich bedrückt. Du bist unglücklich und fragst dich, was aus eurer Liebe geworden ist. Nach mehreren schlaflosen Nächten bricht schließlich einer von euch beiden unter Tränen zusammen, gibt den Kampf auf und zeigt endlich die Gefühle, die hinter den Emotionen versteckt waren. Du hast es bestimmt schon oft erlebt; in dem Moment, in dem eine Seite aufgibt und ihre innersten Gefühle zeigt, ist der Kampf vorbei. Dann sammelt ihr die Reste auf, die von der Liebe übrig geblieben sind, und fangt wieder neu an. Vielleicht ist bei dir nun die Frage aufgekommen, warum es denn nötig sein soll, dich räumlich vom anderen zu entfernen, um mit deinen Emotionen zurande zu kommen.

Die verräterischen Merkmale von Emotionen sind folgende: Sie mögen Diskussionen und Streit – du versuchst, den anderen zu überzeugen, du willst Recht haben. Emotionen sind voller Ego. Falls du emotional bist und doch in der Nähe des anderen bleibst, dann ist es am besten, wenn du sagst: „Ich fühle … “, und du dabei wirklich nur von dir sprichst.

Dies ist der direkte Weg, um aus der Emotion auszusteigen: Sprich darüber, was du auf einer tieferen Ebene empfindest; zeige deine verborgenen Gefühle; dann können sie sich auflösen. Lass die im Solarplexus angestauten Emotionen, die dort vielleicht einen Knoten gebildet haben, nach oben zum Herzen steigen und öffne dich für deine innersten Gefühle. Mache deine Partnerin nicht dafür verantwortlich, dass sie dich „unglücklich gemacht" hat. Blicke hinter deine Emotion und verstehe, was tatsächlich innerlich in dir vorgeht. Es sind alte, längst vergessene und vergrabene Verletzungen, die nichts mit diesem Menschen vor dir zu tun haben. Er hat nur den Speicher für alte unausgedrückte Gefühle in deinem inneren „Computer" getriggert.

Vielleicht ist dieser Mensch tatsächlich in gewisser Weise für ein paar Verletzungen „verantwortlich", die du aus der Vergangenheit mit dir herumträgst. Doch dann ist jetzt das eigentliche Thema die Tatsache, dass du deine tieferen Gefühle damals nicht gezeigt, sondern unterdrückt hast. Hättest du deine Gefühle zu der Zeit ehrlich gezeigt, würden sie nicht immer noch in dir als Emotionen brodeln. Zumindest würdest du dich sehr viel besser fühlen, wenn du sie gezeigt hättest, selbst wenn bestimmte Punkte zwischen euch ungelöst geblieben wären.

Wenn du deine Gefühle also gleich zeigst, baust du keine

Emotionen auf. Achte darauf, dass du dich von den Emotionen der Vergangenheit befreist, zeige deine Gefühle immer sofort offen und ehrlich.

Wenn du deine Gefühle nicht zeigst, vergiftest du dein System

Emotionen sind Giftstoffe, bei denen wir körperlich spüren können, wie sie in den Faszien herumwirbeln. Sie vergiften die Atmosphäre und wir schießen mit unseren Worten Giftpfeile gerade auf die Menschen ab, die wir am meisten lieben und die uns am nächsten sind. Das ist ein großes Problem: wir projizieren alle unsere unausgesprochenen Gefühle auf die Person, die wir am meisten lieben. Und damit vergiften wir die Liebe. Wir sagen furchtbare Dinge zu unseren Partnern, und laden unsere Emotionen bei ihnen ab. Emotionale Aussagen bleiben im Kopf hängen und spucken noch lange nach dem Streit in ihm herum. „Hat sie/er es wirklich so gemeint?" „Bin ich wirklich so?" Und dann werden noch mehr Emotionen erzeugt, weil wir zu viel über die Vergangenheit nachdenken. Und wenn zu viele Emotionen da sind, können wir die Liebe nicht mehr wahrnehmen!

Liebe ist wie eine zarte, zerbrechliche Blume, die Achtsamkeit und Aufmerksamkeit braucht, damit sie blühen kann. Unsere Wahrnehmung von Liebe verschwindet, wenn wir den Emotionen die Oberhand lassen.

Konventioneller Sex bewirkt Emotionalität

Konventioneller Sex ist eine unerschöpfliche Quelle für emotionales Verhalten, bei ihm bewegt sich die Energie nach unten. Durch die Entladung bei einem normalen Orgasmus entstehen als „Nebenwirkung“ Ängste und Spannungen. Deshalb kommt es danach oft zu Streit und Unzufriedenheit. Sexuelle Spannungen erzeugen bei Männern eine leichte „überpositive“ Ladung und in der Frau eine leicht „falsch-positive“ Ladung. Diese durch konventionellen Sex erworbenen Ladungen machen die Frau etwas männlicher und verzerren ihre wesentlichen weiblichen Qualitäten. Auch die wesentlichen Qualitäten des Mannes werden verzerrt; er wird zu einem „harten“ Mann. Diese Spannungen sammeln sich an und müssen auf irgendeine Weise entladen werden: Durch Auseinandersetzungen, gegenseitige Vorwürfe, Beschwerden, Streiten werden sie abreagiert.

Wenn Emotionen in der Luft liegen, heizen sie die Erregung an, was dann das berühmte „Fucking-after-fight“-Syndrom („erst streiten, dann vögeln“) zur Folge hat. Das ist eine Strategie, die viele dazu benutzen, um die Kluft zwischen den Partnern zu überbrücken. In Wirklichkeit ist es jedoch ein Teufelskreis, wenn wir versuchen die Beziehung durch Sex und Orgasmus wieder zu flicken; denn genau durch diese Art von Sex werden wir noch mehr aufgeladen, und diese Ladung kann dann in jedem Moment wieder als Emotion aufflackern. Das ist auch eine Erklärung dafür, warum es oft ohne Grund nach vermeintlich „gutem Sex“, so leicht wieder zum Streit kommen kann.

In den vergangenen Jahren hat die Gehirnforschung entdeckt, dass während eines konventionellen gipfelartigen Orgasmus, Chemikalien freigesetzt werden, die letztlich eine „trennende“ Wirkung haben. Das führt dazu, dass man sich zurückzieht und den Kontakt verliert (siehe Buchempfehlungen, Marnia Robinson). Schon früher sprachen wir davon, dass Männer wie auch Frauen die Tendenz haben, sich nach einem Gipfelorgasmus zurückzuziehen und sich abgetrennt zu fühlen. Jetzt wissen wir, dass unser Verhalten tatsächlich mit einem chemischen Vorgang im Gehirn zu tun hat. Konventioneller Sex bewirkt letztendlich Trennung – und keine Vereinigung.

Weibliche Emotionalität

Die „emotionale Aufladung“ entsteht, weil wir nicht begreifen, in welcher Beziehung die Geschlechtsorgane zueinander stehen. Sie ist ein wesentlicher Faktor, warum Frauen für ihre Emotionen so „berühmt“ sind. Die Überladung, Spannungen und Stress, sammeln sich im weiblichen System an und suchen ein Ventil, um das System in einer Art Gleichgewicht zu halten. Das zeigt sich dann in Form von überwältigenden Emotionen. Frauen scheinen so empfindlich zu sein, regen sich leicht auf und weinen, werden dramatisch und machen Vorwürfe. Der Alptraum des Mannes! Diese emotionalen Reaktionen stören das Gleichgewicht der Frau und auch ihre Fähigkeit zu lieben und liebevoll zu sein. Die Spannungen können sich bei Frauen auch in Form von unterschiedlichen Symptomen bei der Menstruation und als genitale Störungen zeigen.

Wenn der Mann heißen Sex hat und ejakuliert, lädt er häufig einige seiner sexuellen Spannungen im Körper der Frau ab, die sie später auf irgendeine Weise verarbeiten muss. Die Frau sammelt also unbewusst Stress und Spannungen. Das beeinflusst ihr Verhalten und ihre Selbstwahrnehmung – und natürlich ebenso die Art, wie ein Mann sie wahrnimmt.

Benutze Sex nicht zum Entladen deiner Emotionen

Meist benutzen Männer Sex unbewusst, um ihre emotionalen Spannungen loszuwerden. Im Allgemeinen zeigen Männer ihre wahren Gefühle sehr viel weniger als Frauen. Das heißt, dass der Mann oft mit unausgedrückten Gefühlen und den einhergehenden Spannungen überladen ist. Diese können eine Art „Jucken“ im System verursachen, der Mann wird geil und bekommt Lust auf schnellen Sex. Damit kann *er* sich entladen und sein System ausgleichen. Diese Form von Sex hat nichts mit dem natürlichen sexuellen System des Mannes zu tun, nichts damit, wie er als männliches Prinzip auf der Erde wirken soll. Der australische Tantrameister Barry Long bezeichnet heißen Sex mit Erregung und Ejakulation als „emotionalen Sex“ und einen fordernden, hungrigen oder aggressiven Penis als den „emotionalen Penis“.

Um als Mann seine wahren männlichen Qualitäten zu entdecken, ist es ratsam, den sexuellen Kanal nicht zu benutzen, um emotionale Spannungen abzureagieren. Die Ejakulation ist sicherlich eine extrem genussvolle Art sie loszuwerden – doch diese Art der Entladung hat Konsequenzen.

Männer sind oft hochgradigem Stress und starken Ängsten – einschließlich der Überlebensangst – ausgesetzt. Männer müssen daher andere Wege finden, wie sie ihren Körper nutzen können, um die Spannungen freizusetzen, die sich so in ihrem Leben ansammeln. Männer können enorm profitieren, wenn sie ihren Körper und ihre Beine benutzen, indem sie täglich Sport treiben wie Joggen, Fitnessstudio, Stretching. Sie können sich auch regelmäßig tiefe Bindegewebsmassagen geben lassen, um sich zu entspannen und die Spannungen in der Muskulatur der Beine und Füße freizusetzen.

Tantrischer Sex verringert die Emotionalität

Aufgrund unserer emotionalen Muster können wir als Paar dazu neigen, uns an den Emotionen zu berauschen; wir beginnen zu glauben, dass diese Intensität zur Liebe dazugehört. Dass es ein Zeichen von Liebe sei, ab und zu mal Geschirr durch die Gegend zu schmeißen. Bei einem öffentlichen Vortrag sagte Barry Long, dass Wut eigentlich immer ein Ergebnis von sexueller Frustration sei. Das ist Stoff zum Nachdenken! Es gibt so viele Kriege, so viel Gewalt auf der Welt und so wenige Menschen genießen wirklich befriedigenden Sex... Es sieht ganz danach aus, als ob er die Wahrheit sagt. Männer wie Frauen fühlen sich im Zusammenhang mit dem konventionellen Orgasmus sehr unter Druck und sind oft frustriert. Wahrscheinlich lauert deshalb bei ihnen innerlich die Wut.

Viele Frauen haben einen rasenden Zorn auf die Männer wegen ihres missbräuchlichen Verhaltens – eine Wut, die über das Persönliche hinausgeht und auch mit der kollektiven Ebene zu tun hat.

Wenn der Liebesakt bewusst ist, ihr also keinen heißen Sex mehr habt, bewirkt das schon bald eine sichtbare Veränderung des „emotionalen" Zustands der Frau. Sie wird strahlender, offener und zufriedener. Sie hört auf herumzunörgeln und beginnt aufzublühen. Bei unseren Workshops erleben Frauen schon eine Veränderung, wenn sie nur zwei bis drei Tage regelmäßig Liebe machen, ohne dabei einem Gipfelorgasmus nachzujagen.

Auch die Männer bemerken, dass sich ihr eigener emotionaler Zustand stark wandelt: Sie sind ruhig und zentriert, in ihrem Körper geerdet, präsenter und bewusster, entspannter und liebevoller. Das klingt doch perfekt! Viele Männer beobachten auch, dass ihre Wut abnimmt. Die Pegel von Wut und Frustration gehen deutlich nach unten, wenn man seltener heißen Sex mit einer Ejakulation hat.

Die Wahrheit ist: „Wie" wir Liebe machen, wirkt sich grundlegend darauf aus, „wer" wir sind und wie wir uns als Menschen verhalten. Es ist unendlich wertvoll, höher entwickelte sexuelle Ansätze zu erforschen und dabei zu beobachten, wie wir uns durch diese Erfahrungen wandeln: Wer wir sind, wie wir uns innerlich fühlen und wie wir Männer, Frauen und die Welt um uns herum wahrnehmen.

Zeige deine Gefühle im Hier und Jetzt

Wir haben bis jetzt zwei wesentliche Punkte besprochen:

Zum einen, das Experiment, dich in den Sex hineinzuentspannen. Damit erreichst du zum einen, dass keine weiteren Spannungen und Emotionen in deinen bereits vorhandenen Speicher hinzukommen; zum anderen kannst du ihn so nach und nach leeren.

Dann, die Vergangenheit Vergangenheit sein lassen. Erkenne, wann die Emotion hochkommt und lass sie aus deinem Körper hinaus.

Nun kommen wir zum dritten Punkt:

Die Kunst besteht darin, dass du mit deinen Gefühlen in Kontakt kommst und bleibst. Beginne wahrzunehmen, was du fühlst. Es ist ganz wesentlich, dass du deine Gefühle sofort bemerkst und sie zeigst, sobald sie da sind. Dann kann die Liebe frisch bleiben – frei von Emotionen!

Geh einfach mit dem Gefühl mit, wenn es kommt. Und verbiete deinem Verstand, dich aus dem Gefühl herauszureden. Unterdrücke deine Gefühle nicht – nicht einmal einen Augenblick. Lass deine Tränen fließen, lass dein Gelächter ausbrechen oder dein Brüllen zum Ausdruck kommen, spring auf und ab – tu etwas, und zwar schnell! Jedes Gefühl, ob Traurigkeit, Schmerzen, Wut oder Frust, dauert, wenn du es sofort voll auslebst, nur etwa acht intensive Sekunden. Und dann ist alles vorbei. Wenn du dich in einer ganz und gar ungünstigen Situation befindest, kannst du sie vielleicht nicht gleich zeigen. Dann ist es wesentlich, dass du sie wenigstens in dir wahrnimmst und ihnen Beachtung schenkst. Behalte sie im Blick und lasse ihnen später bei passender Gelegenheit freien Lauf. Wenn du bewusst übst, deine Wut rauszulassen, beherzige folgende goldene Regeln:

Wenn du wütend bist, richte deine Wut auf einen Gegenstand, bewege dich heftig und/oder schreie laut. Selbst wenn deine

Emotionen dir scheinbar bestätigen, dass deine Partnerin im Unrecht ist, richte die Wut nicht auf sie. Rühr sie nicht an – tu nichts, was sie körperlich verletzen könnte. Dreh dich am besten um und schau in die andere Richtung. Es geht wahrscheinlich ohnehin um ein Gefühl aus deiner Vergangenheit – um etwas, das hinter dir liegt. Dann schlägst du auf einen Gegenstand ein oder lässt ein tiefes Brüllen aus deinem Bauch kommen.

Erfahrungsbericht eines Mannes

> „Als ich zum ersten Mal meine Wut bewusst herauskommen ließ, war es eine unvergessliche Erfahrung. Mir wurde etwas vorgeworfen, das ich gar nicht getan hatte. In dem Moment, als ich die Wut kommen fühlte, ließ ich einen tiefen brüllenden Ton aus meinem Bauch kommen. Er war so stark, dass er mich hoch in die Luft schießen ließ und ich tatsächlich an die Decke ging – und diese Decke war höher als in den meisten Häusern! Als ich dank der Schwerkraft eine oder zwei Sekunden später wieder auf festem Boden landete, war alles vorbei. Ich spürte keine Wut mehr, keine Emotion, keinen Groll – nichts! Ich kam ohne zu zögern zurück in den Moment, bereit und willens, weiter zu kommunizieren."

Wenn die Wut kommt, begrüße sie mit dem Wissen, dass es eine alte Spannung in dir ist, die du jetzt transformieren kannst. Indem du sie rauslassen kannst, und zwar für dich selbst und sie nicht auf jemand anderen zu richten, bist du von ihrem einschränkenden Zugriff befreit. Wenn du mit deinen Gefühlen in Kontakt kommst, fühlst du dich gereinigt, und plötzlich steht dir die Energie zur Verfügung, die vorher eingeschlossen war.

Sobald du ein Gefühl zeigst oder eine Emotion transformierst hast, fühlst du dich leichter, weiter und frisch; du bist mit deiner

Partnerin verbunden, offen und weich, klar, strahlend und liebevoll. Mit Emotionen hingegen erlebst du so ziemlich genau das Gegenteil: Dunkelheit, Trübsinn, Verzweiflung und du kollabierst vielleicht. Die gesamte Palette positiver Gefühle wirst du dann erleben, wenn du deine Gefühle mitteilst. Wenn du die Welt der Gefühle tiefer erforschen willst, empfehlen wir dir dazu das Buch „Gewaltfreie Kommunikation" von Marshall Rosenberg (siehe Buchempfehlung).

Menschen müssen Liebe machen um sich dauerhaft wohl zu fühlen

Entspannen wir uns im Sex, kommen wir in einen Zustand, der von der ganzen Palette der Emotionen weit entfernt ist. Indem wir uns entspannen und in den orgastischen Zustand begeben, erreichen wir einen seltenen und außergewöhnlichen Frieden und Erfüllung. Wir erreichen einen Zustand, in dem unsere Lebenskraft und Lebensfreude wieder fließen. Wir sind voller Zufriedenheit – statt frustriert zu sein. Die Lebenskraft steigt durch die Energiezentren (Chakren) nach oben, reinigt sie, läutert sie und macht die innere Körpererfahrung wieder dynamischer und lebendiger.

In der heutigen Zeit leiden jedoch viele Frauen unter extremen prämenstruellen Spannungssyndromen mit hormonellen Hochs und Tiefs, mangelndem Selbstwertgefühl, verbunden mit der Angst vor dem Altern, Ängsten in den Wechseljahren; sie fühlen sich enttäuscht und verlieren daher oft das Interesse am Sex. Das führt dazu, dass viele Frauen Sex als zu harte „Arbeit" empfinden, die ihnen keine wirkliche Erfüllung bringt; aus diesem Grund haben sie dann auch keine Lust mehr dazu.

Auch für die Männer sieht die Situation düster aus: Die meisten Männer können sich nicht einmal ansatzweise vorstellen, wie sie im Sex aufblühen könnten – außer sie hatten einmal die Chance, dies unmittelbar zu erfahren. Und da Erregung und Ejakulation die einzigen Erfahrungen sind, die sie kennen, ist es unvorstellbar für sie, dass sie etwas anders machen könnten. Wenn sie ihre Energie jedesmal entladen, werden sie ihre wirklichen Bedürfnisse jedoch immer nur oberflächlich befriedigen. Die natürliche, in der Tiefe sprudelnde Quelle der sexuellen Energie können sie so gar nicht „anzapfen".

Die Unfähigkeit der meisten Männer, ihre wahre Lebenskraft zu kanalisieren, führt zu Frustration, Aggression, Wut, Ruhelosigkeit, zwanghaften sexuellen Fantasien beim Sex und in anderen Situationen, sowie zu allen möglichen Arten sexueller Perversion. Wenn die Lebenskraft in einem Mann frei zirkulieren kann, fühlt er sich viel mehr als Mann. Neulich kam am Ende eines Workshops ein Mann zu uns und sagte: „Zum ersten Mal in meinem Leben von vierundfünfzig Jahren habe ich überhaupt einmal eine Idee davon bekommen, was es heißt, ein Mann zu sein. Und ich habe zum ersten Mal eine Anleitung bekommen, wie ich dahin kommen kann". Wir hören das ständig.

Wenn ein Mann weiß, wie er seine sexuelle Energie auf die richtige Weise einsetzt und erlaubt, sodass sie sich in seinem ganzen Körper ausbreiten kann, dann wandelt sich seine Selbstwahrnehmung. In der Folge wird er merken, dass die Frau gerne mit ihm Liebe machen will. Beide erleben es dann so, dass sie sich selbst wahrnehmen, schätzen und lieben – mit einem Wort – das sie bei sich selbst sind und sich gegenseitig ergänzen.

Je besser wir die Mechanismen unserer Körper begreifen, desto besser können wir unsere sexuelle Energie lenken und so unser Leben immer mehr in die eigene Hand nehmen. Männer geraten ins Staunen oder werden sogar richtig ehrfürchtig, wenn sie lernen, dass sie mit denselben „Elementen" – Penis und Vagina – zwei so vollkommen unterschiedliche Erfahrungen machen können.

Die Emotion Eifersucht

Die Eifersucht ist möglicherweise die Emotion, die uns am meisten Kraft raubt und uns am meisten quält. Wahrscheinlich leiden Frauen mehr darunter als Männer. Eifersucht hat etwas damit zu tun, dass wir eine andere Person besitzen und kontrollieren wollen; sie ist kein Zeichen von Liebe für diese Person. Eifersucht rührt daher, dass wir uns vergleichen – wir haben gelernt, uns in den meisten Bereichen mit anderen zu vergleichen. Das gilt insbesondere für den sexuellen Bereich. Uns mit anderen zu vergleichen, ist unsinnig – denn jeder Mensch ist einzigartig und unvergleichlich. Wenn wir dies einmal grundlegend begriffen haben, kann die Eifersucht gehen. Beim konventionellen Sex gibt es „Vorgaben“, an denen wir uns messen, mit denen wir uns vergleichen. Daher ist Eifersucht beim konventionellen Sex unvermeidlich. Es geht nicht darum, dass wir mit der Eifersucht etwas tun müssen, sie also z.B. loslassen oder aufgeben sollen. Wir entziehen ihr vielmehr einfach den Nährboden, indem wir uns vom konventionellen Sex verabschieden.

Männliche Autorität: Erkenne deine Emotionen und erkenne sie an

Sehr viele Männer konzentrieren sich darauf, der Frau einen Gipfelorgasmus zu bescheren; dann fühlen sie sich als gute Liebhaber bestätigt. Das ist eine folgenschwere Einstellung – sowohl für die Männer als auch für die Frauen: Gipfelorgasmen hinterlassen immer einen Rest von Spannung, die bei der Frau und beim Mann zu einer Ursache für Emotionen werden kann; und zudem bringt der Versuch, die Frau zu erregen und zum Orgasmus zu bringen, den Mann leicht zur Ejakulation. Ein Mann braucht dann nicht überrascht zu sein, dass seine Frau unglücklich ist. Bevor es einem Mann gelingt, eine Frau vollkommen zu befriedigen, wird er sich nie als wahrer Mann fühlen – trotz aller Leistungen und Erfolge in anderen Bereichen.

Der Mann hat das tiefe Bedürfnis, sich als wirklich männlich zu erleben und die Frau hat das tiefe Bedürfnis, sich als wirklich weiblich zu erleben. Beide haben die Sehnsucht, durch den anderen und miteinander orgastische Erfahrungen zu machen und damit ein lebenswichtiges Grundbedürfnis zu befriedigen. Das ist aus unserer Sicht heute eine der brennendsten Nöte der Menschheit. Ohne das wirklich schöpferisch fruchtbare sexuelle Erleben wird die menschliche Rasse vor lauter Hunger nach Liebe langsam aussterben.

Diesen Hunger nach Liebe kann jeder Mann zu stillen beginnen, der seine wahrhaft männliche Qualität lebt und seine Verantwortung annimmt.

Verantwortung und Freiheit – die zwei Seiten derselben Medaille

Indem du deine Verantwortung annimmst, gewinnst du deine Freiheit wieder. Du gewinnst höhere sexuelle Erfahrungen, größere sexuelle Erfüllung; und du wirst zu einem liebevollen Menschen – anstatt emotional zu sein. Du steigst aus dem Kreislauf der Unbewusstheit aus, in dem sich die Menschen mit ihrem sexuellen Verhalten seit Generationen bewegen.

Die Lebensqualität wandelt sich grundlegend, wenn wir die Geschlechtsorgane nicht dazu benutzen, um uns zu belohnen und unsere Emotionen und Energie zu entladen. Unsere Geschlechtsorgane sind generativ, schöpferisch fruchtbar, wenn wir mit ihnen nur der Liebe dienen. Das ist ihr höherer Sinn und Zweck. Die Fortpflanzung ist Zweck der sexuellen Verbindung auf der körperlichen Ebene.

Wenn wir den Sinn von Penis und Vagina neu begreifen, und sie im Einklang mit den natürlichen Polaritäten benutzen, die sich in Mann und Frau verkörpern, wird Liebe zu einer greifbaren Wirklichkeit. Du kannst sie im Hier und Jetzt erleben mit der Person, mit der du heute zusammen bist – sie ist kein vager Zukunftstraum mehr. Du lernst, die Energie in dir zirkulieren zu lassen, sie anzunehmen, sie auszudehnen und mit ihr zu verschmelzen. Mit der Verantwortung für Emotionen kommt die Freiheit von der Vergangenheit und es lösen sich viele Probleme in der Sexualität und in der Beziehung; außerdem erleben wir die große Freiheit, dass wir in der sexuellen Begegnung die Wahl haben und nicht mehr durch unsere vergangenen Erfahrungen eingeschränkt oder von ihnen abhängig sind. Wenn die körperliche Liebe auf eine feinere Ebene des Austauschs durch Polarität kommt, entsteht Liebe als greifbare Wirklichkeit zwischen Mann und Frau.

Da die Frau in ihrer Tiefe berührt wird, kommt sie in Verbindung mit ihrer überfließenden Liebe und hüllt den Mann damit ein; dadurch schließt sich der Kreis von Liebe und Freude. Erinnere dich immer daran: Jeglicher Grad von Bewusstheit beim Sex erschafft Liebe – es ist die Bewusstheit selbst, die den Sex in Liebe wandelt. Und wir können es gar nicht oft genug wiederholen: Es ist bedeutsam, wie wir etwas tun – nicht was wir tun. Die Frau ist Liebe – das ist die Quintessenz ihrer Seele; und deshalb ist Liebe genauso lebenswichtig für sie wie Essen. Sie braucht die Gelegenheit, sich in ihre weibliche Natur hinein zu entspannen und Befriedigung und Erholung durch orgastische Erfahrungen zu empfangen, um sich lebendig zu fühlen. Die Bereitschaft und die Aufrichtigkeit beider Seiten ermöglichen höhere orgastische Erfahrungen – und die Verantwortung dafür liegt bei beiden. Durch die bewusste Kooperation beim Sex können wir unsere ursprüngliche Kraft als Mann und als Frau wiedergewinnen.

„Es gibt sicherlich etwas sehr Ähnliches bei völlig unterschiedlichen Emotionen, nämlich dass sie einen überwältigen. Es mag Liebe sein, es mag Hass oder Wut sein – es kann alles sein. Wenn es zu viel ist, hast du das Gefühl, von etwas überwältigt zu sein. Auch Schmerz und Leid können dasselbe bewirken, doch überwältigt zu sein hat keinen Wert an sich. Es weist nur darauf hin, dass du ein emotionales Wesen bist. Das ist ein typisches Zeichen für eine emotionale Persönlichkeit. Wenn es Wut ist, dann ist alles Wut. Und wenn es Liebe ist, dann ist alles Liebe.

Es ist fast so, als würde man von der Emotion betrunken, blind werden. Und alle Hand-lungen, die dabei herauskommen, werden falsch sein. Selbst wenn es überwältigende Liebe ist, wird die Handlung, die dabei herauskommt, nicht richtig sein. Im Grunde verlierst du, wenn du von einer Emotion überwältigt bist, all deine Vernunft, all deine Sensibilität. Du verlierst darin dein Herz. Es wird fast wie zu einer dunklen Wolke, in der du dich verlierst. Dann wird alles, was du tust, falsch sein.

Liebe sollte nicht zu deinen Emotionen gehören. Gewöhnlich glaubt man, es sei so, und man erlebt es so, doch alles, was einen überwältigt, ist sehr unstabil. Es kommt wie ein Windstoß, geht vorüber, und du bleibst leer, erschüttert, traurig und sorgenvoll zurück.

Diejenigen, die den Menschen in seinem ganzen Wesen kennen – in seinem Geist, seinem Herzen und seinem Sein – wissen, dass Liebe ein Ausdruck deines Wesens sein muss und nicht eine Emotion. Eine Emotion ist sehr zerbrechlich, sehr veränderlich. Einen Moment scheint es so, als sei sie alles. Im nächsten Moment bist du einfach nur leer. Als erstes sollte also die Liebe aus der Gesellschaft der überwältigenden Emotionen herausgenommen werden. Liebe ist nicht überwältigend.

Im Gegenteil: Liebe ist ungeheuer tiefe Einsicht, Klarheit, Empfindsamkeit, Bewusstheit. Doch diese Art von Liebe gibt es nur selten, denn nur sehr wenige Menschen kommen jemals bei ihrem wahren Sein an."

Osho, Om Shanti Shanti Shanti

1. Persönlicher Erfahrungsbericht eines 25jährigen Mannes über die Nachwirkungen der Ejakulation:

„Es ist unglaublich, wie viel sich in den vergangenen Monaten seit dem Seminar über das Liebemachen gewandelt hat. Wenn ich daran denke, was mit mir geschehen ist, fließen mir die Tränen und ich bin unendlich dankbar für diese Erfahrungen und dieses Geschenk in meinem Leben. Immer wieder bin ich verwirrt und denke: „Das kann doch nicht wahr sein, ich bin bestimmt auf irgendeinem Trip!" Aber der Trip scheint nicht zu enden.
Es sieht so aus, als würde ich zum ersten Mal in meinem Leben bemerken, dass ich meinen Körper schlecht behandelt habe und dass ich damit von einem Moment auf den anderen aufhören kann, ohne mich anzustrengen. Die körperlichen Symptome, die hoch kommen, sind so stark, dass die schöne Empfindung, einen Orgasmus zu haben, im Vergleich dazu gar nichts ist. Es ist gut zu wissen, welchen Preis ich für einen schönen Orgasmus bezahle, und dass ich jetzt die Wahl habe, ob ich dafür bezahlen will oder nicht. Normalerweise fühle ich mich nicht mehr zwei oder drei Tage total erschöpft, wie früher als ich einen Orgasmus hatte. So viele große und kleine Dinge sind geschehen, dass ich jetzt bestimmt einiges davon vergessen habe.

Was am wichtigsten ist: Meine Partnerin und ich sind uns näher gekommen als je zuvor. Die emotionalen Momente sind immer seltener geworden. Wir verbringen sehr gerne sehr, sehr viel Zeit miteinander. Und es fällt uns schwer, nicht in der Gegenwart des anderen zu sein. Das war in der Vergangenheit anders. Wir waren in eine größere Wohnung gezogen, einfach weil wir es nicht aushalten konnten, ohne dass jeder von uns ein eigenes Zimmer hatte. Jetzt haben wir die Wohnung umgeräumt, und die beiden Einzelzimmer sind zu einem gemeinsamen Schlafzimmer und einem Büro geworden. So können wir immer in unserer gegenseitigen Präsenz zusammen sein und fühlen, wie unsere Liebe hin und her fließt.

Meine Begegnungen mit anderen Menschen sind anders geworden. Mein Herz ist offen. Früher hat es lange gedauert jemanden zu finden, dem ich vertrauen konnte. Das geht jetzt viel schneller. Ich orientiere mich weniger an dem, was die Menschen sagen, wenn ich in Kontakt gehe. Ich rede nicht mehr so viel wie früher. Ich ziehe es vor einfach da zu sein, nach innen zu fühlen und wahrzunehmen, was geschieht, anstatt mich in Diskussionen zu verwickeln. Viel reden ist anstrengend für mich und bringt mich von mir selber weg.

Wenn ich früher eine Frau traf, wusste ich noch nicht, dass da immer ein Film in mir ablief: „Wir könnten Sex haben. Will ich sie? Will sie Sex mit mir? Aber ich hab doch eine Freundin! Mist!" Wenn ich jetzt einer Frau begegne, fühle ich, dass mein Herz offen ist, dass alles okay ist, dass ich mit ihr reden und mich wohl fühlen kann. Ich habe nicht mehr das Bedürfnis nach Sex, das mir meine Fantasie immer eingeredet hat. Ich begegne den Menschen jetzt auf eine Weise, die vorher für mich nicht möglich war. Ich sehe sie wirklich, anstatt sie in gewisser Weise zu meiden. Das ist natürlich nicht immer so, aber es geschieht immer öfter. Morgens machen wir beide unser Tai Chi, und am nächsten Morgen machen wir gemeinsam unsere Übungen. Das macht mir großes Vergnügen. Und ich bin erstaunt, wie sehr mir das hilft, in manchen kritischen Momenten auf der Erde zu bleiben. Meine Bedürfnisse nach Karriere, Geld, Ruhm, Anerkennung, aufregenden Reisen und viele Freunde zu treffen haben nachgelassen. Ich ziehe es vor, mit meiner Geliebten zusammen zu sein.

Ich bin sehr zufrieden damit. Wenn ich mein Leben von einem Tag auf den anderen ändern könnte, hätte ich gerne einen Beruf, der es mir erlaubt, den ganzen Tag zu Hause zu bleiben und nicht die ganze Zeit herumzureisen. Neulich waren wir für zehn Tage getrennt. Und ich verliere leicht die Verbindung zu meinem Herzen, wenn ich allein bin. Früher wollte ich immer zu Hause sein, um mir selbst nahe zu kommen.

Im letzten Monat wachte ich zweimal auf, weil ich einen Orgasmus hatte, und zwar ohne zu ejakulieren. Seit meiner Pubertät habe ich das nicht mehr erlebt. Bei einem dieser Vorfälle erinnere ich mich immer noch, dass ich einen Traum mit wilden Sexfantasien hatte. Ihr hattet erzählt, dass es leicht geschehen kann, dass man in das gewohnte Muster zurückrutscht. Und wir haben zwar kurze Momente mit einem heißen Kuss, aber das Verlangen nach heißem Sex ist nur für eine Sekunde da, bevor wir überhaupt die Zeit hätten es umzusetzen. Ich habe gemerkt, dass sich meine Lust nach Sex in Lebenslust gewandelt hat. Manchmal sprudelt in uns beiden so viel Freude hoch, dass wir fast das Gefühl haben zu „platzen".

Die Menstruation meiner Frau ist jetzt so normal, wie schon seit langem nicht mehr. Und auch ihr Eisprung ist jetzt wieder normal. Am besten wird sie euch das selber

mitteilen. Wir sind sehr glücklich, euch begegnet zu sein und sehr neugierig, wie sich jetzt alles weiter entwickeln wird. Ich kann es manchmal kaum glauben, dass sich mein Leben in so kurzer Zeit so sehr gewandelt hat und das auf eine so sanfte und harmonische Art. Vielen Dank!
PS: Hier noch ein paar Zusätze, falls ihr an meiner Erfahrung interessiert seid. Ich finde es unglaublich, wie viel man in Bezug auf konventionellen Sex beobachten kann.
Symptome, die ich nach dem Orgasmus beobachtet habe: Wenn ich nicht gleich nach dem Orgasmus einschlafe oder einen Spaziergang mache, habe ich die folgenden Empfindungen: Eine intensive Trägheit breitet sich in mir aus. Kontakt mit anderen Leuten fällt mir schwer. Ich habe keine Lust jemanden zu treffen. Die Vorderseite meines Rumpfs ist für die nächsten zwei Tage extrem angespannt; mein unterer Rücken ist zusammengezogen; mein Nacken ist angespannt. Mein Körper ist allgemein angespannt. Ich habe keinen Raum in mir, keine Beweglichkeit. Ich bin reizbar. Ich verhalte mich wie ein Kind, das nicht genug geschlafen hat, auch wenn ich viel geschlafen habe. Selbst Kleinigkeiten sind mir oft zu viel. Wenn ich viel zu tun habe, fühlt es sich oft an wie ein unüberwindliches Hindernis. Meine Gedanken rasen. Ich zweifle an meinem Beruf, an meiner Beziehung, an dem Platz, an dem ich lebe und an meinem Leben. Nichts scheint gut zu sein, so wie es ist.
Es fehlt mir die Gelassenheit, und ich spüre keine Freude. Ich habe Angst, dass mir alles zu viel wird, meine Augen sind unscharf, und mein Kopf fühlt sich vernebelt an.
Ich will meine Geliebte nicht mehr anschauen und ich bin kaum in der Lage, ihr in die Augen zu schauen. Und wenn ich es trotzdem tue, sehe ich sie nicht klar.
Ich fühle mich ruhelos. Kurz gesagt: Nichts macht mir Spaß. Ich brauche mindestens 2-3 Tage, bis ich mich erholt

habe, wenn ich mir nicht ohne Ende Filme angucke und Kontakt vermeide.

Erfahrungsbericht eines Mannes

„Beim Tantra habe ich oft gemerkt, wie meine Liebe bewirkt, dass ich über mich selbst hinausgehe. Die Verbindung von Vagina und Penis ist fest wie ein Fels, der mich immer an meine Liebe erinnert. Wenn mich Wellen von Hass oder Angst zu überfluten drohten, half mir diese Verbindung, mir meiner Liebe bewusst zu bleiben. Mit Hilfe der Liebe konnte ich meine Angst mitteilen, anstatt mich darin gefangen zu fühlen und sie auf meine Frau zu projizieren. Und wie wir alle wissen, ist die Projektion der Angst der beste Dünger für Streit und Trennungen. Vor allem hat mir Tantra sehr geholfen, mit meinen Mustern und Ängsten umzugehen. Ich kann jetzt viel besser bei mir selber bleiben, wenn ich mich nach einem Muster verhalte. Ich kann die Muster benennen, und wenn sie mal draußen auf dem Tisch sind, oder im Bett, dann kann ich leichter mit ihnen konstruktiv umgehen.

10. Persönliche Erfahrungen

„Nach einer tantrisch sexuellen Begegnung fühlst du dich erfüllt, nicht erschöpft. Du fühlst dich voller Energie, vitaler, lebendiger und strahlend. Und die Ekstase in dir dauert stundenlang, ja sogar tagelang. Das hängt davon ab, wie tief du in sie eingetaucht bist. Sobald du dich in sie hineinbewegst, wirst du bemerken, dass ejakulieren Energieverlust bedeutet. Das ist nicht nötig – es sei denn, du möchtest Kinder haben. Durch eine tantrisch sexuelle Erfahrung fühlst du den ganzen Tag lang eine tiefe Entspannung in dir. Nur ein einziges Mal tantrischen Sex und du wirst dich tagelang entspannt, ruhig und „angekommen“ fühlen – nicht gewalttätig, nicht ärgerlich und auch nicht depressiv. Und so ein Mensch ist niemals eine Gefahr für andere. Wenn es ihm möglich ist, wird er andere dabei unterstützen, glücklich zu sein. Und wenn ihm das nicht möglich sein sollte, dann wird er wenigstens niemanden unglücklich machen.“

Osho, Das Buch der Geheimnisse

AUF DEN FOLGENDEN SEITEN FOLGT EINE AUSWAHL AUS DEN zahlreichen Briefen, die wir in den letzten Jahren von Männern und Frauen erhalten haben. Wir bestätigen, dass all diese Briefe echt sind. Wir nennen keine Namen, um die Intimsphäre der Menschen zu wahren, die bereit waren, ihre persönlichen Erfahrungen mit uns und den Lesern zu teilen.

1. Erfahrungsbericht eines Mannes

„Zwei Wochen nach dem wundervollen Seminar berührt uns unsere neue Erfahrung des Liebemachens immer noch sehr tief. Es ist wie ein Wunder, dass sich unsere Beziehung nach dreißig Jahren so tiefgreifend verändern konnte. Wir hatten ein Problem „zusammenzukommen", weil wir so unterschiedliche Ideen und Vorstellungen vom Sex hatten. Niemals hätten wir uns träumen lassen, dass die Lösung einfach in einer neuen, bewussten und sehr „einfachen" Art, Liebe zu machen, liegt.

Wir sind uns vollkommen darüber im Klaren, dass es weniger darum geht, das alte Problem zu lösen. Die Lösung ist, mit einer neuen Art des Liebemachens auf einer völlig anderen Ebene zu beginnen. Das ist eine spirituelle Praxis, die uns zu unserer wahren Natur führt. So finden wir und die Welt Heilung.

Es ist jedes Mal ein magischer Moment, wenn wir fühlen, dass der Penis von der Vagina angezogen wird. Nie hätten wir uns träumen lassen, dass der männliche Penis direkt das Herz einer Frau berühren kann! Dann fühlen wir, wie die Energie fließt. In uns sind tiefe Freude, Frieden und Liebe. Es ist wie ein „zu Hause ankommen" und in der reinen Existenz entspannen. Auch wenn diese Momente manchmal nicht lange andauern – wir können uns immer daran erinnern. Und sie fangen bereits an, unser Leben zu

wandeln. Früher war es undenkbar, jeden Tag „zusammenzukommen". Heute genießen wir unseren täglichen „Quickie". Meistens machen wir abends auch noch ausgiebiger Liebe. Wir fühlen beide, dass uns etwas fehlt, wenn wir nicht zusammen kommen und uns verbinden.
Wir wissen beide, dass wir am Beginn einer langen Reise sind. Und wir wollen auf diesem Weg weiter gehen. Euch sagen wir von ganzem Herzen: „Danke" für dieses wunderbare Geschenk. Danke für eure Präsenz voller Liebe und Leben, Weisheit und Humor. Wir können das gar nicht in Worte fassen. Doch wir hoffen, dass Ihr unsere Dankbarkeit fühlen könnt."

2. Erfahrungsbericht eines Mannes

„Ich möchte ein Bild mit euch teilen, das mir die letzten Tage in den Sinn gekommen ist: Konventioneller Sex ist wie Bergsteigen – es geht direkt zum Gipfel. Tantrischer Sex – so wie ihn andere neotantrische Lehrer lehren – ist immer noch wie Bergsteigen. Es geht darum, noch höhere Gipfel zu erreichen, als beim konventionellen Sex. Man tanzt eine Weile um den Gipfel herum, bevor man ihn erreicht. Tantrischer Sex – wie Ihr ihn die letzten Tage gelehrt habt – findet ebenfalls in wunderbarer Gebirgslandschaft statt. Doch anstatt erschöpft den Gipfel zu erstürmen, findest du dich auf saftigen Wiesen und in wunderbaren Wäldern wieder. Du trinkst das klare Wasser aus kleinen Bächen... Du wanderst einfach um den Berg herum. Hin und wieder siehst du den Gipfel, und du kannst ihn erklimmen, wann immer du magst. Doch gewöhnlich hast du kein Bedürfnis danach, ganz einfach, weil es da wo du bist, so wunderschön ist."

3. Erfahrungsbericht eines Mannes

Der Junge: Meine „Karriere" als sexuelles Wesen begann im Alter von zwölf. Es geschah auf einer Geburtstagsparty. Ehrlich gesagt war es nur eine sehr kurze Erfahrung. Diese prägte jedoch fast dreißig Jahre lang meine Art Sex zu machen. Ich interessierte mich nur dafür, die Gefühle von damals wieder und wieder zu erleben, als das Mädchen damals mich berührte und mir erlaubte, in ihr zu sein.

Natürlich brauche ich euch nicht sagen, dass ich mich niemals wieder so fühlte, obwohl ich alles probierte. Und so bereiste ich einige sehr seltsame Orte auf meiner „Landkarte zur Erfüllung". Ich tat Dinge, die ich gerne ungeschehen machen würde. Und ich benutzte Menschen, die mich wirklich geliebt haben. Na ja, natürlich nicht alle. Ich kam weit ab von dem, was ich suchte. Und je mehr ich abdriftete, kämpfte ich darum, es festzuhalten. Am Ende kämpfte ich so hart darum, dass ich gar nicht mehr wusste, was ich tat. Um es auf den Punkt zu bringen: Als ich das erste Mal auf eurem Seminar war, war ich und mein Sex voll von Enttäuschungen, Ärger und Aggressionen. Kein Problem für mich, denn bis dahin dachte ich, das muss so sein.

Der männliche Junge: Ich konnte mir Sex ohne Aktion, Lecken etc. nicht vorstellen. Daher fühlte ich mich etwas unwohl, als Ihr von einer Art Sex erzählt habt, bei der all das keine Rolle spielen sollte. Es war schon schwer genug für mich, mich mit so „komischen" Sachen zu befassen, wie meditieren, ein „zu Hause" in mir zu finden oder den Damm zu massieren. Doch Ihr könnt euch gar nicht vorstellen, welche Panik in mir aufkam, wenn mein Penis in meiner Frau war, und ich keinen Schimmer hatte, was als Nächstes geschehen würde. Und diese Angst erreichte Rekordausmaße, als mein Penis auch noch in meiner Frau zu schrumpfen begann. Ich fühlte mich verloren und ohnmächtig. Mein Penis schien kein Teil mehr von mir zu sein. Der ganze Ärger und die Frustration, die sich in mir aufgestaut hatten, wuchsen zu einer riesigen Welle heran, die mich zu ertränken drohte. Da schien es nur eine Lösung zu geben: Bewegung, Reibung und Ejakulation. Willkommen schwarzes Loch.

Doch allmählich entspannte ich mich im Laufe dieser Woche mithilfe der Meditationen usw.. Ich wurde mir mehr und mehr meiner selbst bewusst. Und ich konnte auf einmal Berührungen an Körperstellen spüren, an denen ich nie geglaubt hätte, etwas zu fühlen. Einfach nur berührt zu werden, ohne aggressiv und geil zu werden, war tatsächlich völlig neu für mich. Ich war unglaublich erleichtert, mich einfach nur hinlegen zu können und auf meinen Körper zu lauschen. Und ich begann die Erregung überall in meinem Körper zu spüren, nicht nur im Penis. Das Liebemachen wurde jeden Tag langsamer und langsamer. Ich machte die körperliche Erfahrung, dass Orgasmus und Ejakulation nicht dasselbe sind. Auch wenn sie manchmal gemeinsam kamen, so hatte sich doch das Gefühl bei der Ejakulation gewandelt. Lebwohl, schwarzes Loch.

Das ist Gnade: Nach dieser einen Woche mit euch kehrte ich mit dem Gefühl zurück, dass ich etwas sehr Wesentliches vergessen hatte. All die Geister der Vergangenheit kehrten zurück und dieses Mal tat es richtig weh, hart auf dem Boden aufzuschlagen. Wieder einmal verlor ich den Kontakt zu mir selbst. Weder Körperarbeit, noch Meditation halfen mir, wieder bei mir anzukommen. Also nahmen wir noch mal an eurem Seminar teil, um euch ein zweites Mal zu hören. Ich weiß nicht, was da geschah – und ich will es auch gar nicht wissen – jemand oder etwas brachte uns jedoch wieder zusammen. Dafür gibt es nur ein Wort: Gnade. Ich bin wirklich sehr dankbar. Und ich hoffe, dass ich es dieses Mal nicht wieder vermassle. Ob Ihr es glaubt oder nicht: Ich habe tatsächlich vier Wochen gebraucht, um diese wenigen Sätze zu Papier zu bringen. Wenn es ein Brief und kein Email wäre, wären auch einige Tränenflecken drauf. Danke dafür, dass Ihr nicht nur Lehrer, sondern zwei menschliche Wesen seid, die selbst leben, was sie lehren. Ihr habt immer einen Platz in meinem Herzen."

4. Erfahrungsbericht eines Mannes

„Meine Frau und ich haben dieses Jahr an eurem Seminar ‚Making Love' teilgenommen. Wir sind sehr glücklich, dass wir diese Möglichkeit hatten. Nach dem Seminar haben wir die Art, wie wir Liebe machen, vollständig geändert. Wir haben uns dafür entschieden, dass der Sex in unserem Leben eine hohe Priorität bekommt. Am Wochenende verabreden wir uns drei bis vier Mal zum Liebemachen. Und unter der Woche zwei bis drei Mal am Abend. Morgens machen wir häufig (Körper)Übungen. Ich dehne meinen Körper sehr gerne. Und ich mag es, meinen Beckenboden zu spüren. Es ist wunderbar, weil ich durch diese Art Liebe zu machen, noch näher und tiefer mit meiner Frau verbunden bin. Seitdem wir „kühlen" Sex haben, gibt es viel weniger Stress und Anspannung rund um den Sex. Und wir lachen viel mehr, während wir Liebe machen, z.B. wenn wir die Position ändern. Ich bin froh, dass meine Frau meinen Penis immer spüren kann. Es gibt nur eine Bedingung: präsent sein. Meine größte Herausforderung liegt darin präsent zu sein und über meine Gefühle zu reden."

5. Erfahrungsbericht eines Mannes

„Eine gute Woche nach dem ‚Making Love Retreat' sind wir

zutiefst dankbar und voller Liebe für euch! Wir arbeiten seit mehr als fünfundzwanzig Jahren an uns und geben seit drei Jahren Seminare für Mentaltraining. So hatten wir die Idee, zumindest die Spitze des Eisbergs zu kennen. Ihr habt uns jedoch sehr sehr viel mehr gelehrt!
In den letzten zehn Jahren, seit den Veränderungen durch die Wechseljahre und dadurch, dass wir unsere gemeinsame Sexualität aufgegeben haben, leben wir nun förmlich wieder auf. Wir nennen das beide ein echtes Wunder!
Alle Ärzte und auch die Trainer und Lehrer, die wir um Rat fragten, waren der Meinung, so sei der Lauf der Dinge und Frauen seien eben „in diesem Alter Auslaufmodelle". Wir müssten mit dieser Situation leben – woran ich mich als Mann schon gewöhnt hatte. Doch glücklicherweise gab meine Frau nicht auf. Obwohl sie vom Sex nicht so begeistert war, hatte sie das Gefühl, dass etwas in unserem Eheleben fehlte. Und der Himmel hat uns euch geschickt!
Seitdem wir euch an diesem ersten Abend des Seminars begegnet sind, haben wir uns zwei bis drei Mal täglich mit dem größten Vergnügen und voller Liebe körperlich geliebt. Der erste Nachmittag im Seminar war allerdings erst einmal sehr schwierig und deprimierend für uns. Alle Ärzte (sogar unser befreundeter Gynäkologe) waren der Ansicht, dass nur eine reguläre Hormontherapie eine trockene, verschlossene und schmerzhafte Vagina wieder „aktivieren" könnte. Doch meine Frau wollte auf keinen Fall Hormone nehmen. Und jetzt klappt es ganz so wie in jungen Jahren. Alles ist geschmeidig, angenehm und läuft wie geschmiert. Und vor allem ist meine Frau mit soviel Liebe und Vergnügen dabei, wie nie zuvor – selbst mit fünfundzwanzig hatte sie nicht soviel Spaß!
Für uns ist das ein Wunder. Ein Kreis hat sich geschlossen – Liebe, Zärtlichkeit, Vergnügen, Aufmerksamkeit,

Leichtigkeit und Glück haben wieder den Weg in unsere Partnerschaft gefunden. Keiner kann ermessen, wie glücklich wir darüber sind – außer wir selbst natürlich.
Wir sind so froh euch zu kennen und froh darüber, dass wir euch zuhören durften. Wir sind voller Liebe für euch wundervolle Wesen und für euer großartiges Beispiel! Das Leben gelingt uns nun mit Leichtigkeit. Wir glauben beide eure Worte: Diese Welt kann in Glück und Frieden leben. Die Worte verbreiten sich bereits und wir hoffen, dass sie schließlich alle Menschen erreichen werden. Und wir hoffen, dass alle, die die Wahrheit sehen und fühlen können, ein Leben voller Freude leben werden!"

6. Erfahrungsbericht eines Mannes

„Zunächst nochmals herzlichen Dank für diese wunderbare Woche! Ich kann euch sagen, dass das wirklich einer der Meilensteine auf der Reise zu mir selbst war. Nun haben wir bereits eine Woche lang geübt, was wir von euch während des Retreats gelernt haben. Und ich kann vieles erkennen. Vor allem bemerke ich, dass ich ganz anders fühle, viele Spannungen haben sich aufgelöst. Ich bin ruhig, präsent, glücklich und zufrieden. Obwohl das Alltagsleben viele Verpflichtungen mit sich bringt, bin ich wesentlich gelassener und ohne Eile unterwegs.
Seitdem ich absichtslos Liebe mache, fühle ich körperlich, mental und emotional komplett anders. Jetzt weiß ich, dass ich nirgendwo hingehen muss und dass es nichts zu tun gibt. Ich brauche nur zu fühlen und präsent zu sein. Das stärkt mein Selbstvertrauen enorm. Und es stärkt auch mein Vertrauen ins Leben: Ich weiß jetzt, dass ich nicht permanent „ackern" muss. Ich kann darauf warten, dass die Dinge von selbst geschehen.

Meine Frau und ich vereinbaren „Liebestreffen". Wir wissen dann, dass wir beide Liebe machen wollen und kommen uns auf eine ganz andere Weise nahe. Das macht mich zufrieden und sorglos, was heißt: Ich muss nicht länger darüber nachdenken, ob sie jetzt mit mir will oder nicht. Ich weiß, sie will! Und das ist so entspannend für mich. Alle eure „Liebesschlüssel" sind sehr wichtig: Augenkontakt, langsame Penetration, atmen, das Herz öffnen etc.. Mit das Allerwichtigste ist für mich, dass das Liebemachen ein ständiges Erforschen bedeutet – ganz einfach, weil so viele Dinge an die Oberfläche kommen. Manchmal haben wir keinen Schimmer, was eigentlich los ist. Bisweilen kommt es auch zu Missverständnissen. Am Ende klärt sich der Himmel jedoch auf und gewährt uns neue Einsichten. Eines ist sicher: Wir fühlen uns einander näher und sind liebevoller. Natürlich haben wir diese Tür erst ein kleines bisschen geöffnet. Wir wissen, dass wir nur einen kleinen Teil dessen erfahren haben, was wir von euch gelernt haben. Und doch ist es wie eine neue Seite in unserem Lebensbuch. Nochmals herzlichen Dank. Ich hoffe, dass ich nach einiger Zeit noch mehr aus unserem Erfahrungsschatz berichten kann."

Die Frau des Mannes schrieb uns:

„Ich möchte noch ein paar Dinge anfügen, die mir wichtig sind. Während wir Liebe machten, kamen viele meiner alten Ängste, mein Misstrauen und auch mein Ärger auf Männer hoch. Manchmal konnte ich diesen uralten Hass auf Männer kaum annehmen. Doch es gelingt mir, denn ich sehe, dass mein Mann in diesem Moment nicht zu dieser Art von Mann gehört. Er ist voller Liebe und Mitgefühl, das hilft mir sehr. Doch trotz all der schweren Momente machten wir heute wundervolle Erfahrungen. Ich war so von tiefer Freude erfüllt, als ich seinen Penis in mir spürte, und es gab nichts zu „tun". Ich spürte, wie schön das Leben war und dass es immer so weiter geht. Es ist eine Art Wunder für mich, und ich danke euch für das alles.

Manchmal ist es schwer für mich, alles was so hochkommt, einfach nur anzunehmen: Zu akzeptieren, dass Liebemachen eine Meditation ist – einfach nur beobachten, was hochkommt und nichts „tun". Doch ich mag diesen Prozess sehr. Er ist ganz neu für mich und ich entdecke, dass ich dadurch bewusster werden kann und deshalb fühlt er sich für mich richtig an."

7. Erfahrungsbericht eines Mannes

„Vielen Dank für all das, was wir mit euch gelernt haben. Unser Leben hat sich die letzten sieben Jahre sehr verändert – und zwar deshalb, weil wir uns sehr verändert haben. Wir üben noch dieselben Berufe aus, besitzen noch dasselbe Haus, etc.. Aber in unserer inneren Welt hat sich ein bemerkenswerter Wandel vollzogen. Wir fühlen, spüren und sehen mehr – wir haben gelernt, uns von innen her zu fühlen, zu spüren und zu sehen. In unseren täglichen Begegnungen erreichen wir eine Tiefe, die wir nie für möglich gehalten hätten – sowohl körperlich, geistig als auch spirituell. Unsere Möglichkeiten der liebevollen Verbindung sind vielfältiger und bunter geworden. Und damit meinen wir nicht unbedingt die (Liebes)Positionen – wir sind immer noch vergleichsweise „unsportlich" beim Liebemachen. Doch unsere „Liebesreisen" sind abwechslungsreicher. Sie führen uns tief in unsere Körper, zu Mutter Erde, durch den Raum, zur Sonne, durch die Chakren und ihre Farben, zu Tempeln, Engeln und durch frühere Leben, etc..

Wir schaffen auf körperlicher, geistiger und spiritueller Ebene heilende Verbindungen – für unsere eigene Heilung und zur Heilung anderer. Wir senden Heilenergien an die Erde, in Kriegsgebiete und Regionen, in denen Chaos herrscht. Wir brechen Muster unserer Vergangenheit und Muster aus vergangenen Leben. Wir befinden uns in einer tiefen Liebesverbindung, während wir das tun. Dabei fühlen wir den „goldenen Ring" - er strömt vom Penis zu den Brüsten – durch die Vagina, den Garten der Liebe, den Kundalini-Weg entlang, durch die Organe etc.. Wir spüren diesen „goldenen Ring" auch in unserem täglichen Leben. Er strömt sogar, wenn wir körperlich gar nicht miteinander verbunden sind. Er strömt über Kontinente hinweg und wir spüren unsere liebevolle Verbindung körperlich, selbst wenn wir nicht zusammen sind.
Dieser Ring, den wir in unserem ersten Tantra-Kurs geschmiedet haben, wird immer stärker. Und wir bemerken, dass die Menschen in unserer Umgebung das spüren können, selbst wenn sie gar nichts von unserer tantrischen Verbindung wissen. Das ist die große Veränderung! Wir sind anders mit dem Leben in Verbindung – wacher, bewusster. Aufgrund unserer heilenden Verbindung können wir auf spiritueller Ebene am Weltgeschehen mitwirken. Und wir spüren, dass das einen Unterschied macht. Unsere tantrischen Verbindungen entfalten sich, das können wir immer wieder mit großer Freude wahrnehmen. Wir danken euch für eure Unterstützung, die unsere lange und wundervolle Reise eingeleitet hat.
Wohin uns diese Reise noch führen wird, wissen wir nicht, dennoch folgen wir unserem Weg voller Glück, Freude und vor allem in Liebe."

8. Erfahrungsbericht eines Mannes

„Im Dezember 2008 haben meine Frau und ich am ‚Making Love Retreat' teilgenommen. Ich schreibe euch, um euch für dieses wunderbare und tiefgründige Seminar zu danken. Die letzten vierzig Jahre war ich auf der Suche, ich habe vieles erforscht und viel experimentiert. Tief in mir wusste ich, dass im Liebemachen der Schlüssel für Mann und Frau liegt, ihre Liebe zu zeigen. Diese Suche führte mich vor fünfzehn Jahren zu Tantra, und ich besuchte Workshops bei einigen der besten Lehrer der westlichen Welt. Und nach jedem Workshop hatte ich eine weitere Sammlung von Techniken, die dazu verhelfen sollten, die unterschiedlichsten Phänomene zu erreichen.

Ich habe es kaum bemerkt, dass jede Technik mich mehr von dem ablenkte, wonach ich mich am meisten sehnte – mich in Liebe mit meiner Geliebten zu verbinden. Im „Making Love Retreat" lernte ich, dass ich erst in der Stille beim Liebemachen genau das erlebe. Sobald mein Verstand und mein Körper ruhig sind, öffnet sich mein Herz und durch meinen Penis fließt liebende, heilende männliche Energie.

Außerdem erlebte ich während des Seminars eine Art Bewusstseinsveränderung in Bezug auf meine Sexualität. So wie alle Männer, die ich kenne, fühlte ich mich seit meinen frühesten sexuellen Erfahrungen innerlich zur sexuellen Lust und zur Ejakulation getrieben. Ich liebte Sex und jede Art sexueller Lust, doch ich fühlte oft, dass ich außer Kontrolle geriet – dass der Sex mich kontrollierte.

Nach meinen ersten Tantra-Workshops begann ich, taoistische Bücher über Sex zu lesen und die Kontrolle über die Ejakulation während des Liebemachens zu üben. So konnte ich meine Lebenskraft erhalten, indem ich nicht bei jedem Liebemachen ejakulierte. Das bescherte mir großartige sexuelle Erlebnisse und den Vorgeschmack von „Meisterschaft". Doch noch immer war es ein Kontrollieren eines starken biologischen Triebs. Und ich musste eine Gewohnheit unterdrücken, die mir intensives Vergnügen bereitete: die Gewohnheit zu ejakulieren.

Während des Seminars passierte eine Veränderung. Wir konnten beim Liebemachen wirklich erleben, was es bedeutet, sich nicht auf die Erregung auszurichten. Es war, als ob wir einen Raum schufen, in dem Neues entstehen konnte. Wir hatten die Gelegenheit, uns gegenseitig wirklich wahrzunehmen.

Wir erlebten, dass alte sexuelle Verletzungen heilten. Wir zeigten uns die Liebe, die wir fühlten. Wir sahen und fühlten die Schönheit des männlichen und des weiblichen Körpers, wenn sie sich in Liebe miteinander verbinden. Für mich war es so, dass dieses tiefe Erleben ausgedehnter Präsenz während der Liebe das flüchtige Vergnügen der Ejakulation mehr als nur aufwog.

Bei dieser Art Liebe zu machen schätze ich einen sehr praktischen Gesichtspunkt. Früher fühlte ich mich beim Liebemachen immer so, als hätte ich eine echt anstrengende Aufgabe zu bewältigen. Zunächst einmal galt es, meine Geliebte zärtlich zu verführen, damit sie Lust auf Sex bekam. Dann musste ich sie „sexuell erwecken", damit sie bereit war zum Geschlechtsverkehr. Als nächsten Schritt hatte ich das Erregungsniveau soweit zu steigern, bis sie kurz vor dem Orgasmus stand. Wenn ich mich entschieden hatte, zu ejakulieren, dann sollten wir natürlich vorzugsweise gemeinsam „kommen". Alternativ hatte ich die Energie und den Samen zurückzuhalten, während sie ihren Orgasmus hatte. Ich kann euch sagen: Das ist viel Arbeit für einen Mann! Und es blieb mir nicht viel Zeit,

Liebe zu erleben und zu zeigen.
Nun ist es einfach. Wir halten beide zusammen nach der nächsten Gelegenheit Ausschau, um Liebe zu machen. Wir verbinden uns und vergnügen uns im „kühlen" Bereich – und ich habe keine andere „Arbeit", als präsent zu sein."

9. Erfahrungsbericht eines Mannes

„Ich gebe meine Kraft, meine Lebenskraft nicht einfach weg. Ich fühle mich lebendig. Mein Herz schlägt kräftig. Ich bin quicklebendig. Halte ich was zurück? Liebe, Heiterkeit, meine Freude über den neuen Tag, über dieses Geschenk, über das ich sehr dankbar bin. Doch ich spüre auch den Schmerz wegen der vielen Momente, in denen ich nicht tat – oder tun konnte – was ich eigentlich tun wollte. Ein Kuss meiner Geliebten am Morgen, eine liebevolle Umarmung, sich in die Augen schauen und die Freude über das Leben und diesen Moment. Ich lache und weine gleichzeitig. Das kommt aus meinem tiefsten Inneren. Ich fühle, wie es durch mein Herz strömt, wie es sich öffnet und lacht. Und ich fühle, wie es sich schließt und zu weinen beginnt. Nun sitze ich hier und mein Herz ist weit offen. In diesem Moment fühle ich mich verbunden mit der Stille, mit der Freude, – Liebe. Hier fühle ich auch, wie ich mich öffne und das mitteilen kann. Ganz langsam löst sich der Schmerz über all das auf, was ich nicht getan habe, über all die Liebe, die ich nicht gezeigt habe. Ja, ich bringe Licht in die Dunkelheit und die Angst verschwindet. Jetzt verstehe ich auch das: Ihr könnt mir den Weg zeigen, doch gehen muss ich ihn selbst. Ja, ich gehe ihn, und ich fühle und genieße. Das Leben ist so schön. Und ich bin ein Teil davon. Herzlichen Dank und alles Liebe."

10. Erfahrungsbericht einer Frau

„Diese Tage mit euch waren für uns eine Vervollkommnung auf allen Ebenen. Danach sind wir noch einige Tage in Berlin geblieben. Wir haben uns mehrere Male täglich in unsere Hotelsuite zurückgezogen, um Liebe zu machen. So haben wir uns sehr viel zentrierter und entspannter in dieser großen Stadt bewegt. Als wir nach Hause zurückkehrten, kauften wir das Buch „Zeit für Liebe". Dieses Buch inspiriert uns seither täglich, es beantwortet uns offene Fragen und hilft uns dabei, einige kleinere Missverständnisse zu klären. Wir machen jetzt langsamer Liebe – energetischer und weniger „sportlich". Ich hatte keinerlei körperliche Beschwerden beim konventionellen Sex, doch ich erlebte oft vor, während und nach dem Sex eine energetische und emotionale Disharmonie, das führte zu dieser merkwürdigen Launenhaftigkeit. Seit wir bewusster und langsamer geworden sind, fühle ich mich ausgeglichener. Ich finde immer häufiger diese entspannte, fließende und starke Seinsqualität, nach der ich immer gesucht habe. Ich konnte sie bei keinem anderen Weg so leicht und auf so natürliche Weise finden. Wir sind in unseren Herzen tiefer und sanfter miteinander verbunden. Auf der Persönlichkeitsebene hingegen gibt es mehr Raum zwischen uns, das wiederum reduziert die Emotionen. Soweit unser kleines Feedback vier Wochen nach dem Seminar. Wir werden sicher freudig weiter forschen. Und wir danken euch nochmals ganz herzlich für die vielen, wirklich sehr wesentlichen Inspirationen."

11. Erfahrungsbericht einer Frau

„Es geht uns gut. Über Weihnachten und Neujahr hatten wir eine schwierige Zeit. Ich war nicht in meiner Mitte und schon erlebten wir eine Neuauflage unseres alten Themas von Nähe und Distanz. Viele Emotionen kamen hoch. Es war nicht leicht, da wieder herauszufinden. Ich bin glücklich, dass sich das geändert hat. Danach hatten wir besonders lange eine sehr entspannte Zeit. Tantra ist für uns mittlerweile eine vertraute Art, Liebe zu machen. Für mich ist es ein wunderbarer Schlüssel, um in meinen Körper zu kommen, mich zu öffnen und zu verbinden. Wenn es uns gelingt, in der „kühlen" Zone Liebe zu machen, darin ganz zu „versinken" und uns dort zu verbinden, dann fühle ich mich auf einer tiefen Ebene sehr genährt und schwelge in Glückseligkeit.

Ich erlebe unsere Begegnungen immer unterschiedlich. Manchmal sind sie sehr intensiv, ich fühle viel und reite auf den Energiewellen. Und dann ist es auch manchmal ganz anders, etwas feines, entspanntes.

Teilweise fühle ich sehr deutlich, wie mein Körper auf der zellulären Ebene antwortet, sich öffnet und entspannt. Das geschieht manchmal, wenn wir einfach nur „eingestöpselt" sind – so als ob das ein Ruf nach Entspannung ist. „Heiße" Liebe ist noch immer ein Thema. Wenn ich mich darauf einlassen kann und in Kontakt mit mir, meiner Energie und vor allem mit meinem Herz bleibe, dann kann ich das genauso genießen. Dann ist die Erfahrung auch im Nachhinein wunderbar. Und das „danach" ist ja schließlich unser Lehrer.

Ich lese gerade dein Buch (Zeit für Weiblichkeit) und danke dir an dieser Stelle dafür. Ich bin so glücklich, dass du dieses Buch für Frauen geschrieben hast. Es ist wirklich gut für mich, um Orientierung zu finden. Ich bekomme Hintergrundinformationen, die einen Bezug zu meinen Erfahrungen haben. Und ich lasse mich von den Übungen inspirieren und erforsche sie für mich. Ich gebe meinen

Brüsten mehr Aufmerksamkeit und finde auch dafür Inspirationen im Buch. Ich bin glücklich, dass ich das allein oder auch beim Liebemachen ausprobieren kann. Ich halte mir in meinem Kalender zusätzliche Zeit für meine Brüste frei. Ich möchte meine Verbindung zu ihnen vertiefen."

12. Erfahrungsbericht eines Mannes
„Ich möchte euch nochmals für die liebevolle Begleitung und Anleitung im tantrischen Liebemachen bedanken! Es war für mich eine echte Offenbarung, endlich zu entdecken, wie Spiritualität und Sexualität in der Beziehung integriert werden können. Und wie ich dadurch mich selbst und meine Partnerin heilen kann. Ich fühle mich so, als wäre ich viel mehr „zu Hause" angekommen und hätte meine Bestimmung gefunden: auf spielerische, freudvolle Art zu lernen und zu leben; zu vermitteln, wie wir lieben und auf dieser Erde Erfüllung finden können und so die Trennung überwinden und uns selbst von den Illusionen des Egos zu befreien. Es war für meine eigene Heilung wichtig, euch beide dabei beobachten zu können, wie liebevoll und respektvoll ihr einander begegnet.
Da ich aus einem extrem zerstrittenen Elternhaus komme, war es sehr heilsam für mich zu erleben, dass es zwischen Mann und Frau echte Harmonie, Liebe und Respekt geben kann. Wir müssen nur unser wahres Wesen begreifen und verstehen, wer wir in der Tiefe wirklich sind. Meine Beziehung ist viel tiefer und erfüllender geworden. Ich bin befreit vom Leistungsdruck und glücklich, dass ich meinen Part als Mann sehen und leben kann, indem ich einfach präsent bin."

13. Erfahrungsbericht einer Frau

„Ich erinnere mich stets an euren Rat. Als ich auf Wiedersehen sagte, hatte ich große Angst, dass zu Hause wieder alles beim Alten sein würde und unsere Probleme wieder hochkämen. Ihr habt meine Angst gespürt und gesagt: „Ihr müsst viel Liebe machen." Das taten wir, und etwas Wunderbares geschah. Mein Mann ist in seiner ganzen Art liebevoller, sanfter und zärtlicher. Die Falten in seinem Gesicht sind verschwunden, und seine Haut ist sehr weich. Ich glaube er hat seine schwierige und harte Erziehung und Konditionierung in dieser Woche hinter sich gelassen. Ich bin sehr dankbar, dass ihr uns auf diesen wundervollen, sonnigen Pfad geführt habt. Das war genau das, was wir nach neununddreißig Jahren Ehe gesucht haben."

14. Erfahrungsbericht eines Mannes von seinem Erleben eines Ganzkörperorgasmus:

„Genau wie an den Tagen zuvor haben wir uns zum Liebemachen in unseren Bungalow zurückgezogen. Das hat uns sehr dabei unterstützt, eine völlig neue und heilsame Nähe und eine neue Ausdrucksweise unserer Liebe zu erforschen. Schon zu Beginn des Seminars hatten wir eine sehr enge Verbindung zu unseren Emotionen und Gefühlen. Und wir fühlten uns viel durchlässiger und feinfühliger als vor dem Kurs. Nach einer Dusche kuschelten wir uns eng zusammen und entspannten uns ungefähr zwanzig Minuten lang. Wir schauten uns lange und tief in die Augen. Dann begaben wir uns in die Scherenstellung und verbanden uns miteinander – ohne Erektion und ohne Begehren zu empfinden.

Seit wir an diesem Kurs teilgenommen haben, genießen wir die weiche Penetration sehr. Sie befreit uns von

Leistungsdruck und unterstützt uns dabei, einfach präsent miteinander zu sein. Wir schlossen unsere Augen, nahmen einen tiefen Atemzug in die Genitalien und konzentrierten uns beide gleichzeitig auf unseren positiven Pol – ganz ruhig, ohne jede Erwartung und Absicht. Nach einer Weile empfand meine Frau sehr feine, kurze Lustimpulse. Mein weicher Penis begann ganz sanft in der Vagina zu pulsieren. Wir bewegten uns beide nicht. Als wir uns in die Augen schauten, fühlte ich, dass sich der Energiekreislauf zwischen uns geschlossen hatte. Wir spürten einen Energiekugel in unseren Genitalien. Ich konnte nicht mehr sagen, wo mein Sein, mein Penis aufhörte und wo das Sein meiner Geliebten anfing. Penis und Vagina fühlten sich wie ein geteiltes Ganzes an, wie reine Energie. Warme Wellen bewegten sich durch meinen Körper. Und ich dachte mir, so ist das also, wenn man mit jemandem verschmilzt. Die feinstofflichen subtilen Energien, die wir wahrnahmen, zogen meinen Penis tiefer in die Vagina hinein. Es fühlte sich weich und samtig an. Beide pulsierten so sanft miteinander. Der Penis schlängelte sich tiefer und tiefer in die Vagina hinein, ohne dass ich mich bewegt hätte. Wir erlebten beide ein ganz neues Gefühl von Nähe, Stille, Frieden, Entzücken und Lust gleichzeitig. Die Vagina nahm den Penis vollständig in sich auf. Ich fühlte mich als Gast in ihr sehr willkommen und spürte, wie mein Penis steif wurde. In diesem Moment überkam mich eine Welle der Traurigkeit. Ich hatte schon während der vergangenen Tage Traurigkeit gespürt, während wir Liebe gemacht hatten. Aber zu diesem Zeitpunkt war die Traurigkeit unglaublich stark und intensiv. Tränen flossen unaufhörlich. Was hatte ich bis dahin mit meinem Penis getan? Es war so traurig, so erschreckend. Plötzlich wurde mir schmerzhaft der ganze unbewusste Sex mit meiner Frau und all den

Frauen vor ihr bewusst. Und mir wurde bewusst, dass mein zielorientiertes Verhalten das verursacht hatte. Ich erkannte auch, wie die Frauen sich wohl damit gefühlt haben mussten.
Während ich das alles schreibe, laufen mir schon wieder die Tränen über das Gesicht. Ich hatte wirklich zu keinem Zeitpunkt geplant, so zu handeln. Es tut so verdammt weh, zu erkennen, welches Unheil konventioneller Sex anrichtet. Ich hatte mich immer für einen zärtlichen Liebhaber gehalten. Doch nicht die Absicht zählt, sondern das tatsächliche Ergebnis. Oh mein Gott, was habe ich durch meine Unkenntnis angerichtet? Es war so, als würde ich den ganzen Schmerz all der Frauen in meinem Körper fühlen. Es tut mir so leid! Ich wollte das nicht. Ich wollte immer meine Liebe zum Ausdruck bringen. Ich kann doch nicht den Menschen verletzen, den ich am meisten liebe.
Wir waren die ganze Zeit über verbunden, während ich in Tränen aufgelöst all meine Einsichten mit meiner Geliebten teilte. Ich sprach es aus: „Ich liebe dich! Ich liebe dich, mein Schatz. Und es tut so weh, dass ich dich durch meine Unkenntnis verletzt habe, anstatt dir einfach Liebe zu geben.“ Schluchzend und weinend bat ich sie, mir jeden einzelnen Moment zu verzeihen, in dem ich unbewusst Sex mit ihr hatte. Es war eine Erleichterung für mich, als sie sagte, es sei nicht mein Fehler gewesen – ganz einfach weil ich es nicht besser gewusst hätte.
Langsam beruhigte ich mich. Nach einer Weile fühlte ich tiefen Frieden in mir. Und ich spürte mein Herz von innen her. Mein Wurzelchakra und mein Herzchakra waren verbunden. Diese Verbindung wurde immer intensiver. Mein Penis schlängelte sich wieder tiefer in ihre Vagina. Die Intensität der Verbindung zwischen Wurzel- und Herzchakra wuchs ständig weiter. Mein Atem wurde tiefer,

schneller und stärker. Ein großes, starkes, sehr mächtiges Gefühl von Liebe kam in mir auf. Ich war bei allem, was geschah, die ganze Zeit voll präsent. Ich war eher ein Beobachter, als ein Handelnder. Ich teilte alles, was geschah meiner Frau mit. Ich fühlte, wie die Energie in meinem Penis anfing, in mir aufzusteigen. Es war überwältigend. Mein Penis und mein Becken füllten sich mit einer warmen Energie, die schließlich in den Bauch strömte, weiter über die linke Körperhälfte nach oben bis ins Herz. Mein ganzer Körper war von dem Gefühl erfüllt, das ich normalerweise in meinem Penis spüre, wenn ich ejakuliere und zum Orgasmus komme. Das Gefühl hielt an und wurde immer intensiver. Es strömte in den linken Arm und hinunter bis in die Fingerspitzen. Es war überwältigend. Es strömte weiter entlang meiner linken Körperhälfte bis zur Stelle zwischen meinen Augen. Es schien kein Ende zu nehmen. Ein Gefühl von andauernder Ekstase. Die ganze Energie war von meinem Penis aus nach oben in den ganzen Körper geflossen. Dann wurde mein Penis weich, ohne dass ich ejakuliert hätte.
Ich spürte meine Chakren als wärmende Räder, die sich langsam und beständig im Uhrzeigersinn drehten – eine Erfahrung, die ich schon von früher her kannte. Das war ein wunderbares Gefühl. Ich lachte und hatte Freudentränen, als das geschah. Ich hatte keine Ahnung, wie viel Zeit vergangen war. Schließlich ließ das Gefühl in meinem Körper langsam nach. Im Herzen konnte ich es jedoch noch sehr lange spüren. Ich war zutiefst erfüllt. So etwas Wunderbares hatte ich in meinem ganzen Leben noch nicht erlebt. Später fragte ich meine Freundin, was das wohl war. Sie sagte: ‚Liebling, vielleicht hattest du einen Ganzkörperorgasmus!' Diese Erfahrung verbindet mich noch tiefer mit ihr."

„Der Begriff „Tantra“ bedeutet die Fähigkeit zur Ausdehnung, das was sich immer weiter ausdehnt. Sex zieht dich zusammen, Tantra lässt dich weit werden. Es handelt sich um dieselbe Energie, sie erfährt nur eine Wende. Sie ist nicht länger egoistisch und auf sich selbst konzentriert. Sie fängt an, sich auszubreiten – sie dehnt sich auf die ganze Existenz aus. Im Sex kannst du für einen Moment lang zum Orgasmus gelangen, und das ist mit hohem Aufwand verbunden. Im Tantra kannst du den Orgasmus auf vierundzwanzig Stunden pro Tag ausdehnen, weil deine ganze Energie orgastisch wird. Und du begegnest nicht mehr nur einem individuellen Menschen: du begegnest dem Universum selbst. Du siehst einen Baum, du siehst eine Blume, du siehst einen Stern, und dabei geschieht so etwas wie ein Orgasmus.“

Osho, Philosophia Perennis

Buchempfehlungen

Osho Titel

Tantra – Höchste Einsicht, Innenwelt Verlag
Die Tantrische Vision, Innenwelt Verlag
Der Traum von Mann und Frau, Innenwelt Verlag
Mein Weg, der Weg der weißen Wolke, Innenwelt Verlag
Das Buch der Geheimnisse, Random House
Sex – das missverstandene Geschenk, Random House
Mehr Informationen über Osho: www.osho.com

Deutschsprachige Bücher von Barry Long

Was Kinder brauchen, Innenwelt Verlag
Was Erwachsene geben können, Innenwelt Verlag
Stille ist der Weg, MB-Verlag
Sexuelle Liebe auf göttliche Weise, MB-Verlag
Deine Liebe leben, MB-Verlag
Mehr Informationen über Barry Long: www.barrylong.org

Robinson, Marnia, *Das Gift an Armors Pfeil, Arbor Verlag*
Rosenberg, Marshall, *Gewaltfreie Kommunikation: Eine Sprache des Lebens, Junfermann Verlag*
Tolle, Eckhart, *Eine neue Erde, Bewusstseinssprung anstelle von Selbstzerstörung, Random House*
Zurhorst, Eva-Maria, *Liebe dich selbst – und es ist egal, wen du heiratest, Random House*

Das „Making Love-Retreat"

mit Diana & Michael Richardson

Die Autoren,
auch unter den Namen Satya Puja und Raja bekannt,
bieten in der Schweiz ihr siebentägiges Seminar
„Making Love-Retreat" an,
in dem sie Paare anleiten, Slow Sex zu erforschen.

Mehr Informationen unter

email: info@livinglove.com

websites:
www.love4couples.com

Bücher, CDs und DVDs von Diana & Michael Richardson

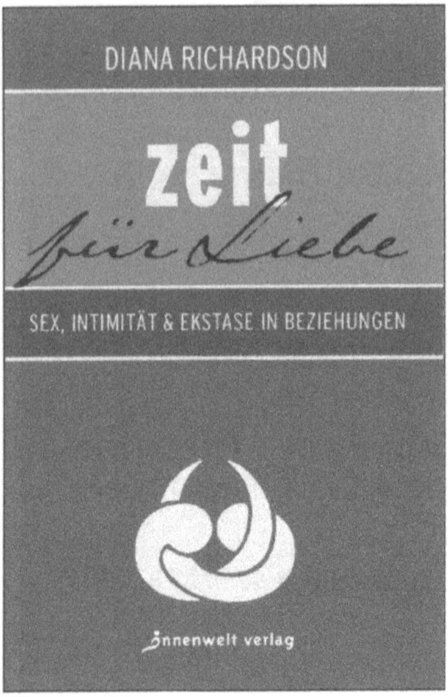

Diana Richardson
ZEIT FÜR LIEBE
Sex, Intimität und Ekstase in Beziehungen
288 S. · Broschur
ISBN 978-3-942502-22-1

ZEIT FÜR LIEBE ist das erste Buch von Diana Richardson und mittlerweile weltweit ein Bestseller.

Egal ob One-Night-Stand oder langjährige Beziehung: Beide leiden an einem Mangel an Intimität im sexuellen Beisammensein. In einfachen, nachvollziehbaren Schritten zeigt uns die Autorin, wie man mit dem Partner eine erfüllte Sexualität leben und dabei die Sensibilität steigern kann. Sich Zeit nehmen zum „Liebemachen", sich mit sexueller Energie aufladen und die Ekstase des tantris zchen Aktes immer wieder genießen – das sind die Schlüssel zu einem erfüllten Sexleben.

www.innenwelt-verlag.de

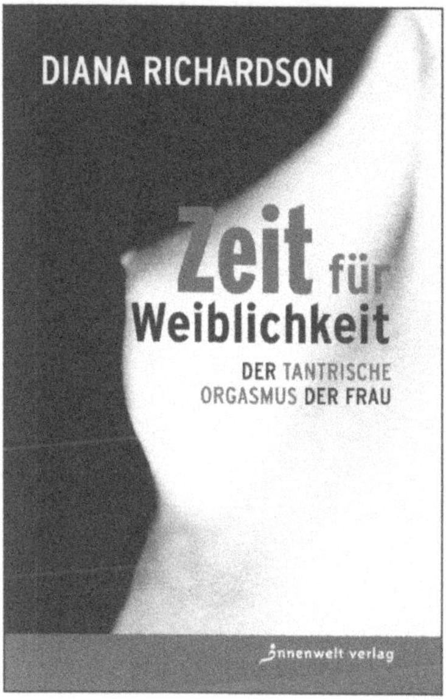

Diana Richardson
ZEIT FÜR WEIBLICHKEIT
Der tantrische Orgasmus der Frau
272 S. · Broschur
ISBN 978-3936360-12-7

Alle Frauen sind mit der Fähigkeit geboren, die Ekstase des Orgasmus zu erleben. Allerdings ist für die meisten Frauen der Orgasmus eine ziemlich unberechenbare Angelegenheit. Dies beruht zum großen Teil auf mangelnder Kenntnis des weiblichen Körpers und des Wesens weiblicher Energie. Wenn die Frau bei der sexuellen Vereinigung ganz in ihre weibliche Seite hineingeht, sind sexuelle Erfüllung und Liebe die natürliche Folge. Der Weg dahin geht über Entspannung – einer ureigenen weiblichen Qualität.

www.innenwelt-verlag.de

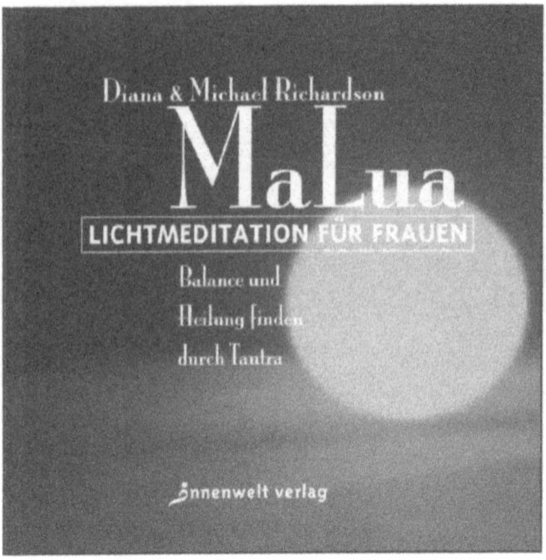

Diana & Michael Richardson
MALUA LICHTMEDITATION FÜR FRAUEN
Balance und Heilung finden durch Tantra
CD, dt./engl., 2 x 30 Min.
ISBN 978-3-936360-39-4

Diana Richardson hat in ihrem Buch „Zeit für Weiblichkeit" ausführlich erläutert, dass die weiblichen Brüste der Schlüssel zum tiefen orgasmischen Erleben einer Frau sind. Das wussten auch schon die alten Tantriker, die ihnen eine Schlüsselfunktion bei der Erweckung der Kundalini-Energie im weiblichen Körper zusprachen. Bei dieser Meditation wird – zum Klang sich ausdehnender, entspannender Musik –, die Frau dazu eingeladen, diese zutiefst weibliche Kraft in sich zu stärken.

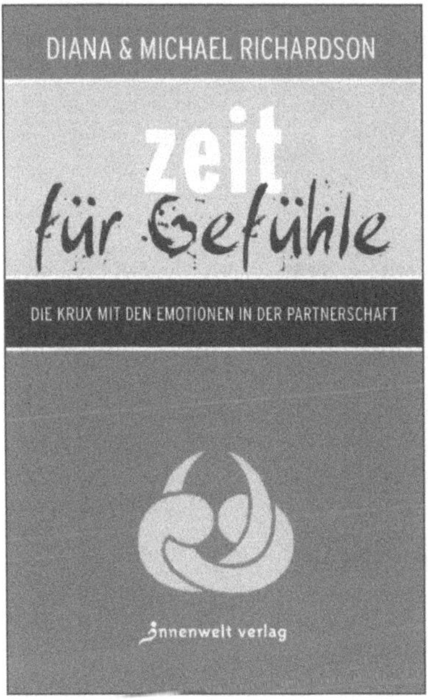

Diana & Michael Richardson
ZEIT FÜR GEFÜHLE
Die Krux mit den Emotionen in der Partnerschaft
160 S. · Broschur
ISBN 978-3-936360-20-2

Was passiert eigentlich, wenn sich urplötzlich der Wind dreht und die liebevolle Verbindung zwischen Partnern stunden- oder tagelang unterbrochen ist? Ein Schwall von Emotionen, der seine Wurzeln in der Vergangenheit hat, überschwemmt die Schwingung der Liebe...
Die Autoren zeigen in nur fünf Schritten einen einfachen, für jeden gangbaren Weg, wie man Emotionen erkennt, hinter sich lässt und Raum für echte Gefühle schafft, um so der Liebe eine Chance zu geben.

www.innenwelt-verlag.de

Gewinner des Publikumspreises beim "Cosmic Cine Festivals" 2013!

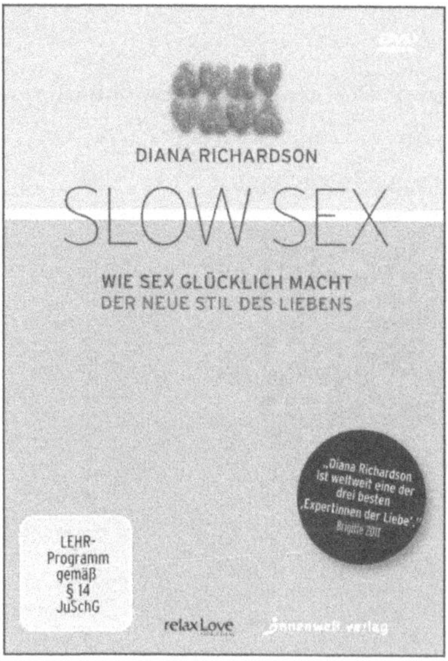

Diana Richardson
SLOW SEX
Wie Sex glücklich macht
Der neue Stil des Liebens
DVD, 90 Min.
ISBN 978-3-942502-14-6

„SLOW SEX ist bewusster Sex", sagt Diana Richardson und empfiehlt für ein glückliches, erfüllendes Sexleben die Entschleunigung... Diese DVD ist Dokumentation und Ratgeber zugleich und richtet sich an Menschen, die sich mit den Themen Körper, Seele, Geist und ihrer Sexualität auseinandersetzen wollen. Die Analysen rund um das Thema Sex sind keine Heilsphilosophie, sondern praktische pragmatische Lebenshilfe, weit über das Thema Sexualität hinaus.

„Diana Richardson hat schon eine Menge Bücher zum Thema Sex geschrieben. Jetzt endlich die Umsetzung im Film, verständlich, einfühlsam und gut nachvollziehbar für Paare, die mehr wissen möchten. Unverblümt direkt und trotzdem ohne Sensationsgetue!!"

www.innenwelt-verlag.de